Como conviver com a cirurgia da
Obesidade

Prof. Dr. BRUNO ZILBERSTEIN
CIBELE REGINA FORNARI ZALLI
FABÍOLLA ANDREA MACHADO

Como conviver com a cirurgia da
Obesidade

São Paulo
2013

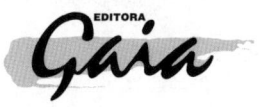

© Bruno Zilberstein, Cibele Regina Fornari Zalli, Fabíolla Andrea Machado, 2011

1ª Edição, Editora Gaia, São Paulo 2013

Diretor Editorial
Jefferson L. Alves

Diretor de Marketing
Richard A. Alves

Gerente de Produção
Flávio Samuel

Coordenador Editorial
João Reynaldo de Paiva

Assistente Editorial
Anita Deak

Revisão
Alexandra Resende
Tatiana Y. Tanaka

Ilustrações
M. Retzer

Capa
Ana Dobón

Projeto Gráfico
Reverson R. Diniz

CIP-BRASIL. Catalogação na fonte
Sindicato Nacional dos Editores de Livros, RJ

Z65C

Zilberstein, Bruno, 1948-
  Como conviver com a cirurgia da obesidade : dicas e receitas / Bruno Zilberstein, Cibele Regina Zalli, Fabíolla Andrea Machado. – São Paulo : Gaia, 2013.

  ISBN 978-85-7555-329-9

  1. Obesidade – Cirurgia. 2. Cuidados pré-operatórios. 3. Cuidados pós-operatórios. I. Zalli, Cibele Regina. II. Machado, Fabíolla Andrea. III. Título.

12-9083.
CDD: 617.43
CDU: 611.3

Direitos Reservados

Editora Gaia Ltda.
(pertence ao grupo Global Editora e Distribuidora Ltda.)
Rua Pirapitingui, 111-A – Liberdade
CEP 01508-020 – São Paulo – SP
Tel.: (11) 3277-7999 – Fax: (11) 3277-8141
e-mail: gaia@editoragaia.com.br
www.editoragaia.com.br

Obra atualizada conforme o
Novo Acordo Ortográfico da Língua Portuguesa

Colabore com a produção científica e cultural.
Proibida a reprodução total ou parcial desta obra sem a autorização do editor.

Nº de Catálogo: **3442**

Como conviver com a cirurgia da
Obesidade

Sumário

Introdução 9

Parte I – Orientações

1. Programação dietética para o uso do Balão Intragástrico 13
2. Programação dietética para pacientes com Banda Gástrica Ajustável 17
3. Programação dietética para operação de Septação Gástrica com
	desvio em Y de Roux com ou sem anel (Operação de Fobi-Capella) 21
4. Programação dietética para pacientes submetidos à operação
	de Gastrectomia Vertical 25
5. Programação dietética para operação de Desvio Duodenal (Duodenal Switch)
	e derivação biliopancreática pela técnica de Scopinaro 27
6. Por que é necessária a orientação nutricional? 29
7. Dietas 33
8. Dieta livre-orientada 37
9. Dicas de como comer fora de casa 39
10. Orientações gerais 41

Parte II – Receitas

Sucos, refrescos e vitaminas 47
Caldos e sopas 53
Saladas 63
Entrada de legumes e verduras 75
Patês 77
Purês 81
Acompanhamentos e guarnições 87
Peixes 93
Doces 97
Salgados e petiscos 101
Quiches 103

Referências bibliográficas 107
Índice de receitas 108
Sobre os autores 111

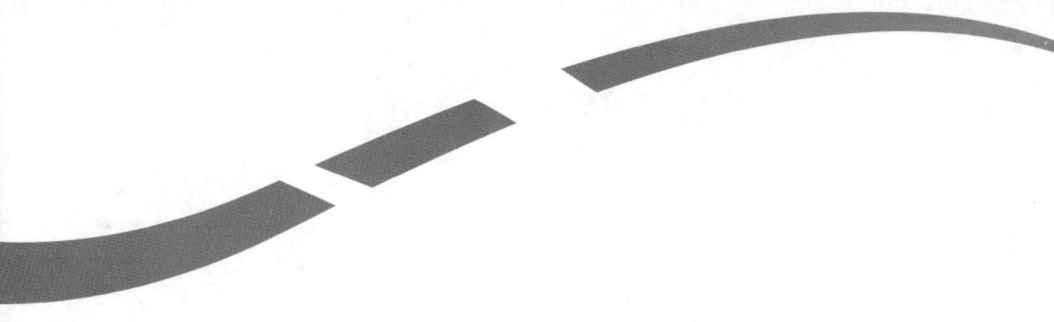

Introdução

Este livro se destina a orientar e a facilitar a adaptação dos pacientes que pretendem se submeter à cirurgia da obesidade, ou que já foram operados, à nova realidade alimentar. Busca oferecer e proporcionar explicações, de maneira prática e factível, para o porquê do novo modo de alimentação, seus ingredientes e preparo. Aborda desde a preparação nutricional anterior à operação, com o intuito de facilitar o procedimento e diminuir seus riscos, até como deve ser a nova vida social em relação ao comportamento alimentar, para que o paciente alcance um emagrecimento adequado, mantenha o peso magro e consiga uma vida saudável.

Além dessas orientações de ordem extremamente prática, buscou-se oferecer uma série de receitas, fáceis de executar e que permitem variar o cardápio, agradando, assim, aos diversos paladares e facilitando o dia a dia daqueles que têm dificuldade em mudar sua rotina alimentar.

Parte I
Orientações

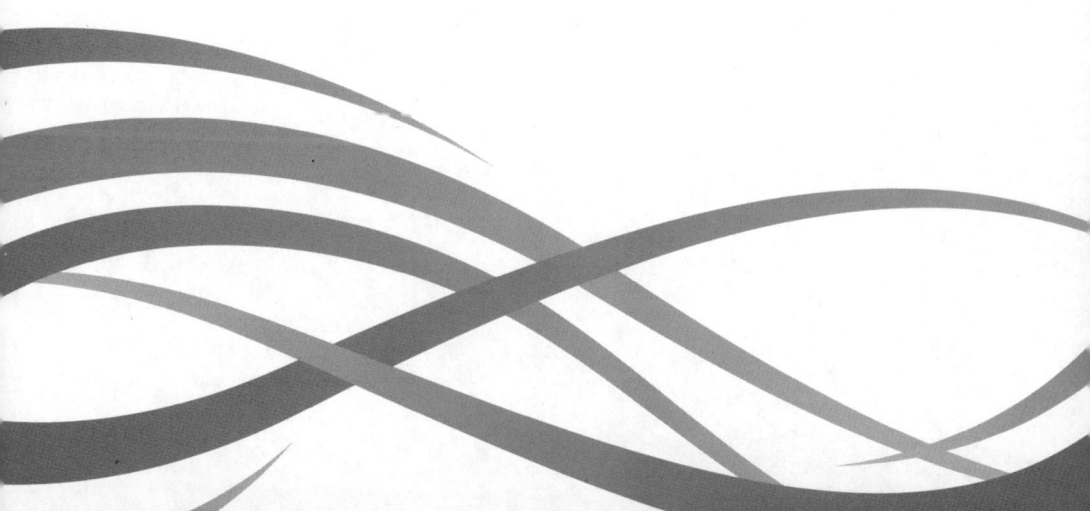

1. Programação dietética para o uso do Balão Intragástrico

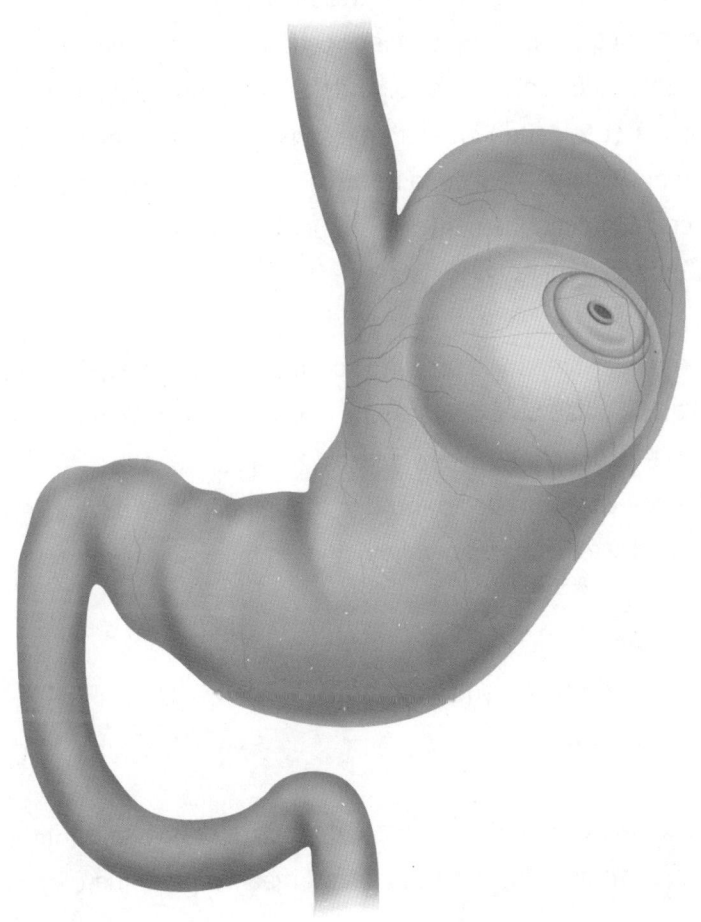

A utilização do Balão Intra/gástrico implica, motiva ou induz o paciente a realizar *obrigatoriamente* uma reeducação alimentar e a adotar um cardápio hipocalórico. Isso acontece porque o balão faz as vezes dos remédios inibidores de apetite, promovendo uma sensação de *saciedade precoce*, quando se ingere uma quantidade menor de alimento em cada refeição. Os resultados serão satisfatórios ou não, dependendo do empenho e da adesão do paciente a esse tratamento.

Existem quatro preceitos para o emagrecimento adequado dos pacientes que colocam o balão:

1) Alimentar-se a cada duas ou três horas.
2) Comer pequenas quantidades de cada vez e sair da mesa com discreta sensação de fome; após cerca de trinta minutos, esta sensação irá desaparecer, dando lugar a uma sensação de saciedade.
3) Tomar de meio a um copo de água antes de iniciar a refeição.
4) Escolher adequadamente os alimentos, seguindo estritamente as orientações da nutricionista.

Na verdade, estes são os preceitos básicos de todo método de emagrecimento e o que o balão ou a operação de obesidade faz é *ajudar a seguir tais preceitos com menor esforço e sofrimento*.

Após a colocação do Balão Intragástrico, o paciente deverá fazer uma dieta **restritiva**. Essa dieta será dividida em três fases, a saber:

– Dieta líquida.
– Dieta líquida encorpada (cremosa).
– Dieta pastosa.

A duração de cada fase da dieta é de quinze dias. Isso é fundamental para que haja acomodação do balão no estômago e para que o paciente se adapte a ele.

Nos dias que antecedem a colocação do balão recomenda-se:

- dois dias de **dieta leve** antes da data de colocação do balão;
- fazer **dieta líquida** na véspera da colocação do balão;
- manter jejum, até mesmo de água, pelo menos oito horas antes do momento de colocação do balão.

Quatro horas após o balão ter sido colocado, poderá ser iniciada a dieta líquida, sempre aos pequenos goles, não mais que 50 ml de cada vez.

Na fase inicial da dieta líquida, o paciente começará também a tomar a suplementação vitamínica, que o ajudará a aceitar melhor a dieta hipocalórica, a ter menos fome e a emagrecer de forma saudável. Essa suplementação deverá ser seguida durante toda fase de emagrecimento até o término do tratamento.

O paciente jamais deve tomar bebidas alcoólicas ou com gás enquanto estiver com o balão – isso faz o balão se deslocar e perder sua efetividade.

O tipo de dieta durante os seis meses em que o paciente permanece com o balão será orientado pela nutricionista de acordo com a evolução do peso, variando de caso para caso. Por isso, é *fundamental* o acompanhamento mensal com a nutricionista, bem como com os demais membros da equipe multiprofissional.

Após seis meses, o balão deverá ser retirado, devido ao risco de romper, esvaziar e escorregar para o intestino, ocasionando obstrução intestinal. Dois dias antes da retirada, o paciente deverá fazer a dieta líquida.

Após a retirada do balão, é importante que o paciente tenha se conscientizado da necessidade de mudar seus hábitos alimentares e continue fazendo uma dieta equilibrada, além de adicionar a sua rotina exercícios físicos para evitar reganho de peso.

2. Programação dietética para pacientes com Banda Gástrica Ajustável

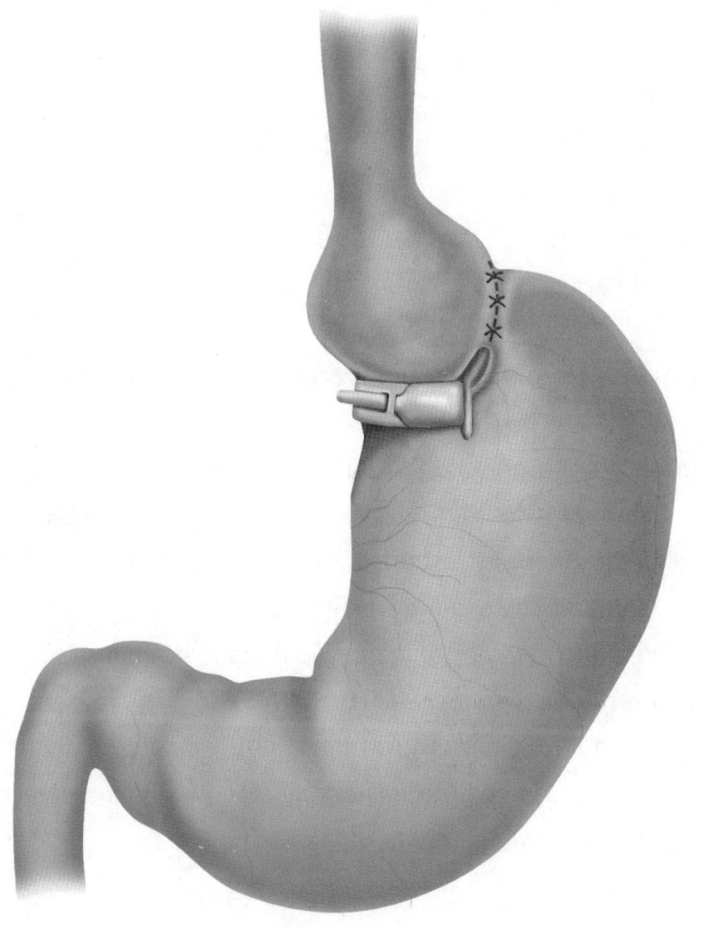

A aplicação da Banda Gástrica Ajustável consiste em uma cirurgia restritiva, que faz com que o paciente *diminua* a quantidade de alimentos ingeridos. Age conferindo uma sensação de saciedade precoce, isto é, o indivíduo se sacia rapidamente com pouco alimento. Em face dessa redução da **quantidade** de alimento ingerido, pode haver a sensação de **fome precoce**, ou seja, após pouco ou algum tempo, vem a sensação ou a necessidade de comer novamente. Devido a esse fato e no sentido de se conseguir o emagrecimento esperado e desejado, **há a necessidade** de se **alimentar a pequenos intervalos de tempo**. Dessa forma, deve-se fazer pelo menos cinco refeições diárias.

O entendimento dessas orientações permitem o *sucesso* da operação.

Sem seguir os preceitos de:

1) Alimentar-se a pequenos intervalos de tempo;
2) comer pequenas quantidades de cada vez; e
3) escolher adequadamente os alimentos, seguindo as orientações da nutricionista;
4) mastigar bem os alimentos ingeridos,

Corre-se o risco de não emagrecer, mesmo tendo colocado a Banda Gástrica.

Como o próprio nome diz, a Banda Gástrica Ajustável é **ajustada** de acordo com as necessidades do paciente. Esse ajuste, dificultando a passagem dos alimentos, permite justamente a sensação de se saciar com pequenas porções, ajudando no emagrecimento.

Por isso, *é muito importante que, no período de emagrecimento, o paciente compareça rigorosamente ao consultório* do cirurgião, para que este, com a equipe multidisciplinar (psicólogo, nutricionista, endocrinologista), possa orientá-lo no seu emagrecimento, ajustando a Banda de acordo com as suas necessidades para perder peso.

Para se submeter à operação de Banda Gástrica Ajustável, do ponto de vista dietético, o paciente deverá fazer *dieta líquida* na véspera da cirurgia e um jejum de doze horas antes do procedimento, inclusive de água.

Após a operação de Banda Gástrica Ajustável, o paciente deverá fazer a dieta restritiva-orientada. Essa dieta será dividida em três fases, a saber:

– Dieta líquida.
– Dieta líquida encorpada (cremosa).
– Dieta pastosa.

A duração de cada fase da dieta é de 15 dias, totalizando 45 dias de dieta pós-operatória imediata.

Após os primeiros trinta dias, quando o paciente retornar ao consultório, é feito o primeiro ajuste da Banda.

Todas as vezes em que a Banda for ajustada, deverá ser seguida uma dieta orientada da forma aqui descrita:

– Três dias de dieta líquida.
– Três dias de dieta líquida encorpada (cremosa).
– Três dias de dieta pastosa.

Após esses nove dias, o paciente seguirá fazendo a dieta hipocalórica geral, orientada pela nutricionista.

Já na fase de dieta líquida, o paciente começará a tomar a *suplementação vitamínica*. Essa suplementação deverá ser seguida durante todo o período que o paciente quiser emagrecer, até o final do tratamento.

A dieta de manutenção orientada de Banda Gástrica Ajustável deverá ser mantida até o paciente chegar ao peso ideal e ela será personalizada conforme a perda de peso de cada pessoa, podendo ser mais ou menos restrita.

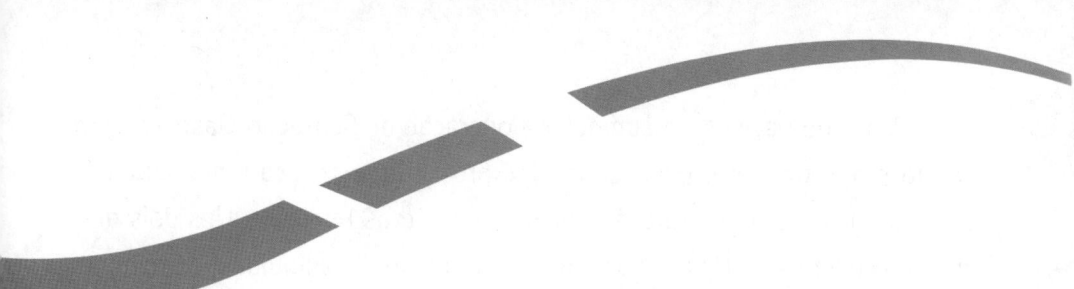

3. Programação dietética para operação Septação Gástrica com desvio em Y de Roux com ou sem anel (Operação de Fobi-Capella)

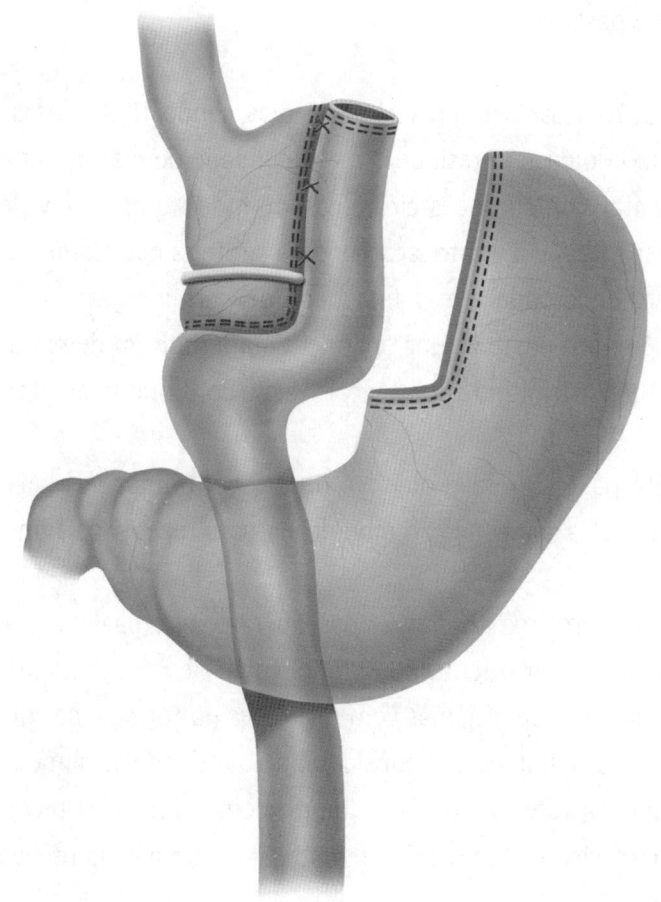

Antes do paciente se submeter à operação de **Septação Gástrica com desvio em Y de Roux** (Fobi-Capella), é preciso que se faça uma dieta leve por sete dias e uma hidratação adequada entre as refeições. Nos dois dias que antecedem a cirurgia, o paciente fará também dieta líquida e, doze horas antes do horário do procedimento, jejum absoluto.

Após a operação, o paciente fará uma dieta especial. Esta, à semelhança das dietas recomendadas em outras operações em cirurgia bariátrica, é dividida em três fases, a saber:

– Dieta líquida sem resíduo.
– Dieta encorpada.
– Dieta pastosa.

A duração desse período será de 45 dias, sendo 15 dias para cada fase.

A dieta líquida sem resíduo tem a finalidade de manter o paciente hidratado e evitar complicações cirúrgicas, de modo que o "novo estômago" não irá "fazer força" e a cicatrização poderá ser feita corretamente.

A dieta encorpada tem a finalidade de permitir gradativamente que o "novo estômago" passe a funcionar sem aumentar em demasia a pressão dentro do órgão, permitindo que a cicatrização continue se processando normalmente.

A dieta pastosa tem o objetivo de dar continuidade à adaptação do "novo estômago" a sua condição modificada para receber os alimentos.

Após os primeiros 45 dias de pós-operatório, o paciente passará gradativamente a receber orientação para ingestão de uma dieta praticamente normal na sua consistência, mas com restrições na forma e nas quantidades. Nessa fase, é muito importante considerar a quantidade de alimento que será ingerido em cada refeição, observar muito bem e seguir as recomendações quanto à mastigação e também ao tempo destinado a cada refeição.

Também não se pode esquecer que é fundamental a hidratação adequada, sem a qual advém uma sensação de cansaço e mal-estar, e o prejuízo da função renal. Essa hidratação deverá ser feita **entre as refeições**, com a ingestão de pequenas quantidades de líquidos constantemente, em breves intervalos. Sugere-se a ingestão de cerca de 50 mililitros a cada quinze minutos, desde quando o paciente acorda até a hora de dormir. Recomenda-se como quantidade ideal cerca de 2 litros de líquidos diários.

Na fase inicial da dieta "geral", o paciente não deverá consumir nenhuma verdura ou legume crus, **apenas cozidos**. Não utilizará frituras nem açúcares. As preparações deverão ser feitas apenas com alimentos cozidos ou ensopados. Também deverão ser evitados o leite e seus derivados. Tudo isso é recomendado a fim de evitar fermentação excessiva (formação de gases), distensão abdominal, má digestão e dor abdominal.

Quando a proteína a ser ingerida, que é importante ingrediente nessa fase, for a **carne vermelha**, esta deverá ser moída na máquina três vezes para facilitar a sua mastigação, a passagem pelo "novo estômago" e, a seguir, a sua absorção. **Peixes** e outras **carnes brancas** poderão, após um bom cozimento, ser amassadas antes da ingestão, com a mesma finalidade.

As **frutas** deverão ser cozidas ou raspadas e consumidas sem casca.

Deverá ser respeitado o volume a ser consumido, não mais de 150 gramas de cada vez, evitando-se assim o vômito ou o mal-estar gástrico.

Se ao se alimentar, a pessoa sentir sensação de plenitude ou mal-estar, a refeição deverá ser interrompida por pelo menos quinze minutos quando poderá ser reiniciada, caso persista a sensação de fome. Caso contrário, o paciente deverá encerrar aquela refeição.

A suplementação vitamínica deverá ser iniciada já na fase de dieta líquida e mantida **obrigatoriamente** durante toda a fase de emagrecimento, sempre de acordo com as necessidades de cada paciente e sob a orientação da equipe multiprofissional.

Nessa operação, os alimentos não passam mais pelo duodeno nem pelas porções iniciais do intestino delgado. Desta forma, poderá haver, na maioria dos casos, deficiência de absorção de vitamina B12, ferro e outras vitaminas como A, D, E e K, podendo levar a quadros de anemia e osteoporose com todas as suas consequências.

Portanto, nessa técnica, bem como nas demais operações em que o duodeno não é mantido no trânsito alimentar, haverá necessidade de suplementação vitamínica para o restante da vida.

4. Programação dietética para pacientes submetidos à operação de Gastrectomia Vertical

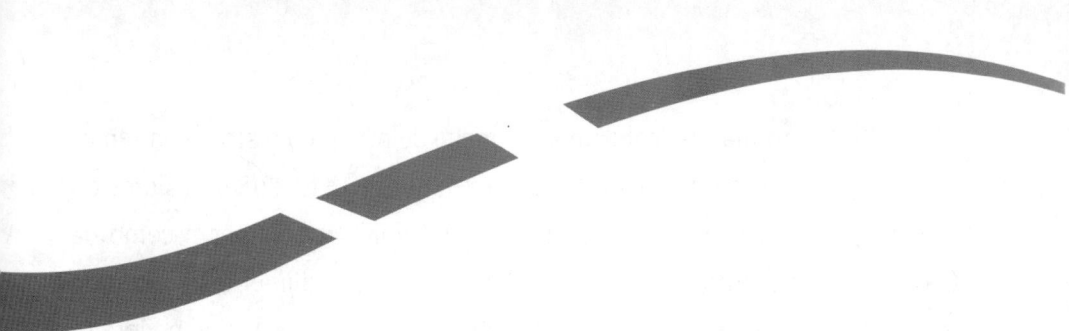

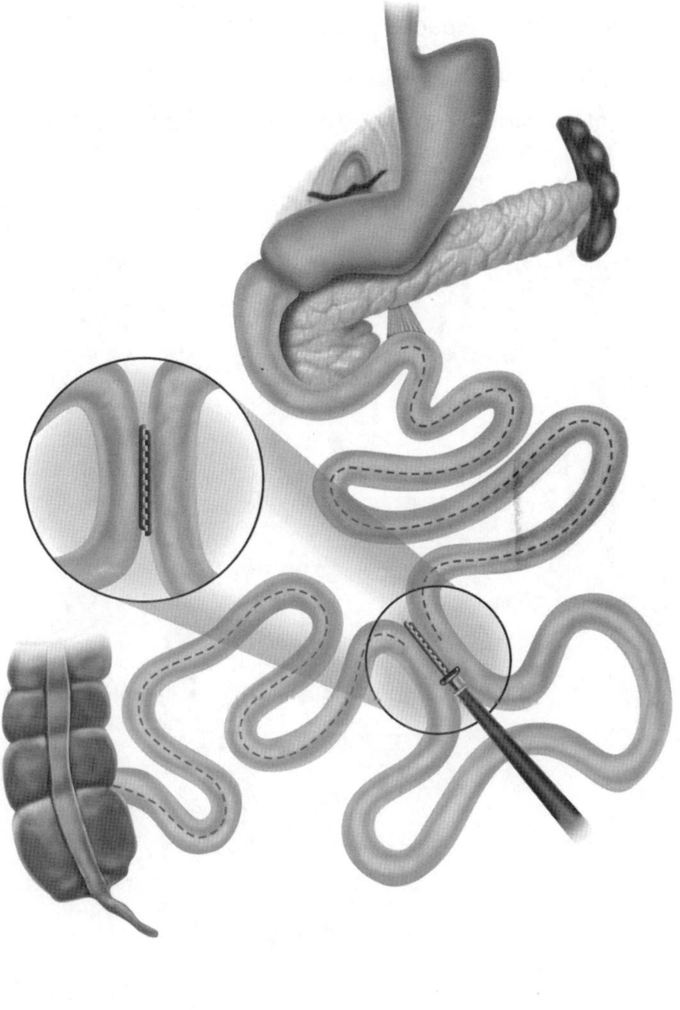

A Gastrectomia Vertical é uma operação de princípio restritivo, à semelhança da Banda Gástrica Ajustável (BGA), em que se reduz 2/3 do volume do estômago, ficando este restrito a cerca de 200 mililitros. Também como na BGA, a digestão é praticamente normal e o trajeto dos alimentos é mantido sem que haja qualquer fenômeno de disabsorção. Nesta operação, poderá se associar ou não um desvio intestinal para favorecer uma maior atuação dos hormônios sobre o metabolismo das gorduras e carboidratos.

A programação dietética para operação de Gastrectomia Vertical segue a mesma orientação dada a todos os pacientes que são submetidos a cirurgias com redução do volume do estômago, tendo o mesmo preparo pré-operatório e os mesmos cuidados pós-operatórios.

A orientação nutricional nessas fases é semelhante, em função da necessidade de cicatrização do estômago e readaptação a sua função digestiva.

5. Programação dietética para operação de Desvio Duodenal (*Duodenal Switch*) e derivação biliopancreática pela técnica de Scopinaro

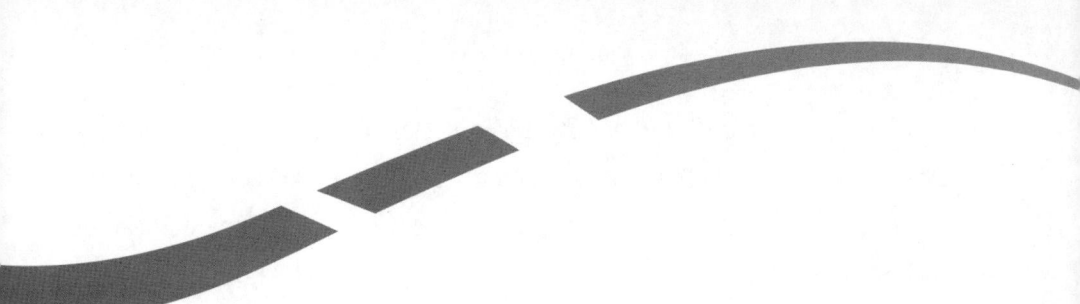

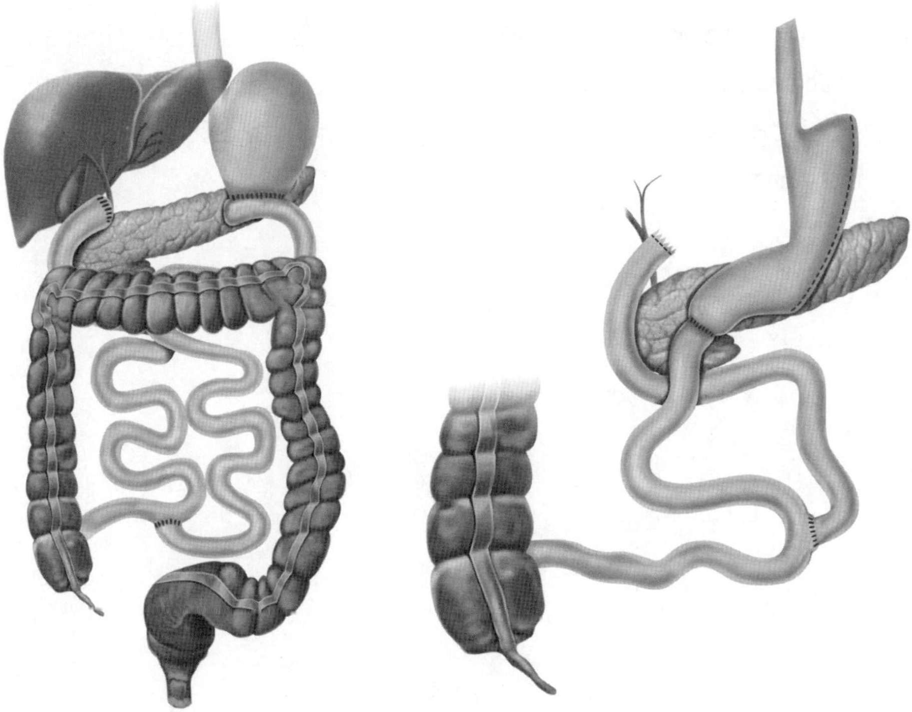

A operação de "*Duodenal Switch*" ou "Desvio Duodenal" consiste em desviar os alimentos do estômago, após a realização da Gastrectomia Vertical, para uma alça intestinal à maneira de "Y de Roux", como na operação de Fobi-Capella. Essa alça intestinal, porém, é mais longa e cria um mecanismo de "disabsorção" mais intenso. Por isso, esse método, além de ser restritivo (embora em menor proporção que na operação de Fobi-Capella), é também mais disabsortivo, ou seja, proporciona uma menor absorção de alimentos.

A operação pela técnica de Scopinaro e suas variantes é muito semelhante àquela de Desvio Duodenal, com a diferença de que a redução do estômago é menor, deixando o novo reservatório gástrico com um volume de 300 a 400 mililitros.

Embora haja diferenças entre as técnicas descritas, a programação dietética para o preparo cirúrgico e a dieta nos períodos iniciais pós-operatórios, de modo semelhante ao que já foi exposto, seguem exatamente as mesmas orientações já assinaladas. A suplementação vitamínica e de sais minerais é imprescindível.

6. Por que é necessária a orientação nutricional?

O nosso organismo é constituído de água, sais minerais, proteínas e gorduras. O **tecido adiposo, ou gordura**, é o tecido de reserva do organismo de maior valor energético e grande potencial inflamatório. É a chamada massa gorda. O **tecido muscular** é o tecido essencial à vida. Faz parte da constituição da grande massa celular de nosso corpo. É também conhecido como massa magra ou músculo, **sendo primordialmente constituído por proteína**. Além disso, existem as **vitaminas**, essenciais à vida e que são responsáveis por todas as reações necessárias para que os nutrientes que ingerimos sejam assimilados ou incorporados e, desta maneira, formem os tecidos que compõem nosso organismo. Completando esse conjunto há ainda os **sais minerais** como ferro, cobre, zinco, e outros, os quais interagem para a devida constituição de todos nossos órgãos e tecidos.

Durante o período de emagrecimento é fundamental ingerir os **suplementos nutricionais**, que nada mais são do que uma seleção bem estruturada desses compostos constituídos por sais, vitaminas e proteínas.

Por quê? Porque a falta desses elementos faz com que as reações orgânicas necessárias para a manutenção da homeostase (equilíbrio metabólico do organismo), ou seja, a manutenção do equilíbrio orgânico e da saúde, não se realizem adequadamente.

Caso não sejam tomados esses cuidados e precauções, como consequência, ao emagrecer, em vez de **perder gordura**, que é justamente o que se procura, vai se perder proteína, ou seja, o tecido essencial para a vida.

A proteína é todo nosso tecido vivo, representada pelo cabelo, unhas, coração, pulmão, músculos e demais órgãos vitais.

A consequência de não tomar os cuidados necessários no processo pós-operatório imediato e tardio da cirurgia da obesidade é exatamente perder cabelo, ter unhas quebradiças, apresentar alterações menstruais, fraqueza, anemia, diminuição do ritmo de emagrecimento e muitas vezes, o pior, *reengordar*.

Todos, efeitos desagradáveis e indesejáveis. Por que isso acontece? Porque o organismo, ou melhor, o cérebro, não sabe traduzir para nós o que precisa e, em vez disto, cria a **sensação de fome**, e aí nós vamos comer **indiscriminadamente**, pois não sabemos o que o organismo quer ou necessita. Desta forma, além de não conseguirmos nos **nutrir**, pois não selecionamos os alimentos, vamos *engordar*.

O segundo aspecto é tão importante quanto o primeiro: o cérebro, durante o período de emagrecimento, **manda** ou **ordena** que o organismo *poupe*, pois o instinto de preservação é predominante. Quando isso acontece, existe uma redistribuição dos **gastos** e da **energia**, que faz com que o organismo gaste cerca de 30% de calorias a menos do que normalmente. Portanto, durante o emagrecimento, há um menor gasto energético por esforço realizado e isso faz com que, mesmo que se ingira um valor calórico menor, o emagrecimento não seja proporcional.

O que isso significa? Significa que, se realizarmos um exercício físico durante o qual gastaríamos, por exemplo, 100 quilocalorias, quando fazemos o mesmo exercício durante o período de emagrecimento, ou após a Cirurgia

Bariátrica, vamos gastar 30% menos calorias. Isso quer dizer gastaremos 70 quilocalorias ao praticar o mesmo exercício, com o qual antes da operação, teríamos gasto 100 quilocalorias.

Para que isso não aconteça e para que o cérebro não sinta a **carência** da perda de nutrientes, para podermos emagrecer saudavelmente, para que não haja perda de cabelo, unhas quebradiças, alteração da menstruação, cansaço, anemia, ou mesmo não emagrecer, ou ainda voltar a engordar **deve-se obrigatoriamente tomar suplementos nutricionais durante o período de emagrecimento e pelo menos nos dois primeiros anos da operação.**

Nas consultas periódicas com as nutricionistas será dada a orientação necessária para a suplementação nutricional adequada.

7. Dietas

→ **O que é caldo?**

Caldo é o sumo da carne, proveniente do cozimento dos alimentos, sem a adição deles em sua forma sólida ou pastosa, ou seja, apenas em sua composição líquida.

→ **O que é sopa?**

Sopa é o agrupamento das proteínas na forma de carne de vaca, ave ou peixe, adicionado de água e legumes cozidos.

→ **O que é creme?**

É a sopa batida no liquidificador.

7.1 Dieta restritiva para o pós-operatório imediato

A aplicação dessa dieta é dividida em três fases:

1ª fase – Dieta líquida – duração: quinze dias

Composição:

→ Caldos caseiros de carne de vaca, frango ou peixe.

→ Suco de fruta caseiro diluído (fruta pequena, maçã ou pera – 1/2 para 200 ml de água; fruta média, mamão papaia ou manga – 1/8 para 200 ml de água; fruta grande, melancia, mamão formosa ou melão – 1/8 para 200 ml de água).

→ Água.
→ Bebida isotônica.
→ Água de coco.
→ Leite de soja light diluído a meio.
→ Chás quentes ou frios.
→ Gelatina diet.

Entre os líquidos, *evitar* **leite, bebidas com gás, álcool, café**. Essas bebidas podem irritar o estômago, além de causar gases, distensão abdominal e dor. O café, particularmente, é irritante e pode aumentar a sensação de fome.

2ª fase – Dieta encorpada (cremosa) – duração: quinze dias, após a dieta líquida

Composição: além dos alimentos já contidos na 1ª fase, pode-se acrescentar:

→ Suco de mais de uma fruta, sem diluir.
→ Caldo de carne (vaca, ave ou peixe) batido com um pedaço de legume pequeno e coado.
→ Manutenção da mesma hidratação da dieta líquida.

→ Leite de soja *light*.
→ Cremes e purês de legumes e frutas diluídos com água.

Nessa fase evitar também **leite, bebidas com gás, álcool e café**.

3ª Fase – Dieta pastosa – duração: quinze dias, após a Dieta encorpada

Composição: além dos alimentos já contidos na 1ª e na 2ª fases pode-se acrescentar:

→ Sopas de legumes e/ou carne, de vaca, frango ou peixe, batidas.
→ Purês de frutas cozidas.
→ Purês de legumes.
→ Purês de carne de vaca, frango ou peixe.
→ Leite de soja *light*.
→ Ovo quente (omelete ou ovo).
→ Suflês de legumes com ou sem carne moída.

ALIMENTOS QUE DEVEM SER EVITADOS NAS TRÊS PRIMEIRAS FASES

Estes alimentos podem causar gases, distensão abdominal e má digestão, além de dificultar o processo de cicatrização:

→ Leite e derivados.
→ Hortaliças (com exceção do caldo).
→ Pimenta-do-reino.
→ Cereais, milho, arroz.
→ Leguminosas (feijão, ervilha, lentilha, soja, grão-de-bico).

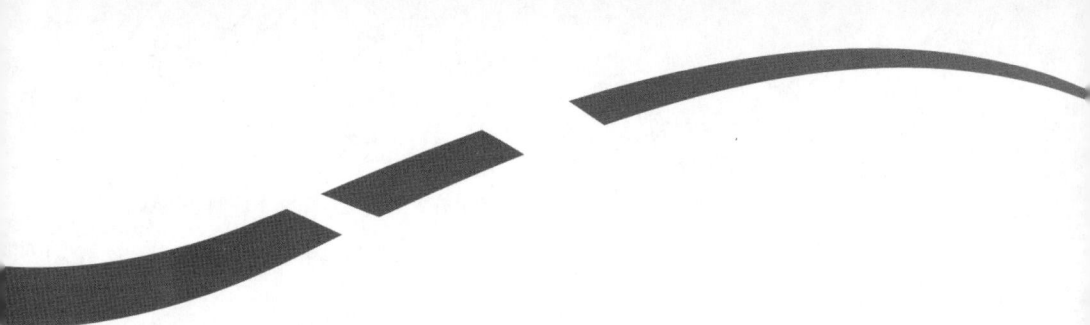

8. Dieta livre-orientada

Após os primeiros 45 dias de dieta restrita, o paciente deverá voltar para nova avaliação nutricional e começar a reeducação e a nova rotina alimentar, em que haverá continuidade do processo de aprendizado da mastigação, bem como a aceitação dos alimentos de mais difícil digestão.

Nessa nova fase, o paciente será orientado quanto à continuidade do processo de emagrecimento até chegar aos objetivos finais de peso adequado, alimentação saudável e qualidade de vida.

Tal fase inclui alimentos com a consistência normal e, no entanto, deve ser iniciada com alimentos **cozidos**. Os alimentos crus (hortaliças) devem ser evitados no início. Logo após a adaptação aos alimentos cozidos, os alimentos crus poderão ser oferecidos gradualmente e sem restrição.

Além da alimentação adequada quanto ao conteúdo, forma, número de refeições diárias e velocidade de ingestão, deverá ser mantida a suplementação de vitaminas e sais minerais em toda fase de emagrecimento e, posteriormente, durante a manutenção **saudável** do peso magro. Essa orientação será oferecida pela equipe multiprofissional e principalmente pela nutricionista, inicialmente, a cada dois meses, e, após o primeiro ano, a cada seis meses, ou de acordo com as necessidades de cada paciente.

9. Dicas de como comer fora de casa

Comer em restaurantes ou na casa de amigos e familiares é uma experiência social importante e agradável e não deve ser evitada. Aprecie ocasiões como essa sem exagerar.

As sugestões a seguir irão ajudá-lo.

→ Planeje sua refeição antes de ir ao restaurante.
Isso lhe ajudará a selecionar os pratos mais apropriados.

→ Em restaurantes, prefira o serviço *à la carte*.
Peça o que quiser, levando em consideração a sua tolerância.

→ Procure saber quais são os pratos que o restaurante escolhido oferece.
Um restaurante que serve uma grande variedade de pratos facilita a seleção de algo mais adequado.

→ Tenha certeza do que existe nas preparações.
Muitos restaurantes têm cardápios com nomes fantásticos de pratos, mas não deixam claro quais são seus ingredientes.

Não tenha medo de experimentar novos alimentos, mas sempre pergunte o que contém o prato quando não tiver certeza, para saber o que você pode ingerir ou não.

→ Evite molhos e temperos especiais.

Peça para que o prato venha sem molhos e temperos, ou que estes sejam servidos em recipientes separados, para você controlar a quantidade usada.

→ Divida o prato com alguém ou peça meia porção, sempre que possível.

→ Evite frituras em geral.

Leia cuidadosamente o conteúdo dos pratos do cardápio e analise qual deles contém a menor quantidade de gordura e calorias.

→ Cuidado com o *buffet* de saladas e sobremesas.

Muitas saladas contêm maionese ou outros temperos ricos em gorduras. E as sobremesas podem conter creme de leite, nata, *chantilly* ou outros ingredientes ricos em calorias.

Só peça sobremesas se você planejou consumi-las dentro do seu dia. Prefira frutas frescas, salada de frutas ou gelatina, pois estas são apropriadas para a reeducação alimentar.

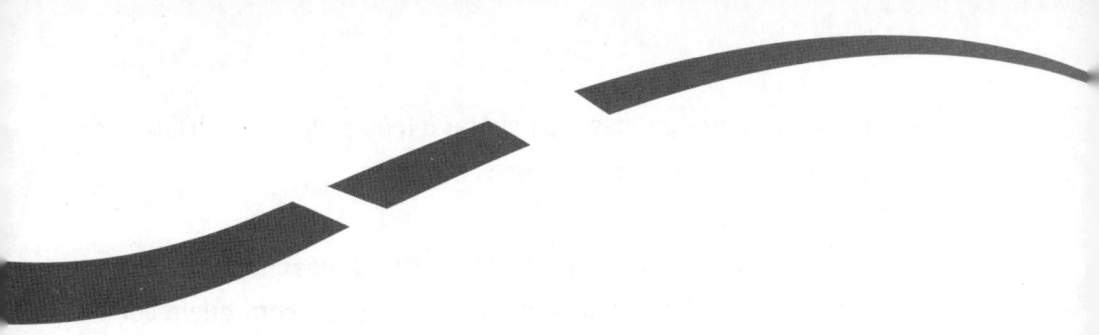

10. Orientações gerais

→ Coma **devagar**!!!

É importantíssimo. Você é portador de um Balão ou já foi operado; portanto, sua mastigação deve ser **exaustiva**, para triturar bem os alimentos, e a quantidade de alimentos ingeridos de cada vez **pequena**, pois houve **redução do volume gástrico**.

→ Atenção para o álcool.

Beba menos ou nenhuma bebida alcoólica.

O álcool, além de ser muito prejudicial à saúde, contém uma grande quantidade de calorias (sete calorias para cada grama), aumentando rapidamente as reservas de gorduras no corpo. Porém, se você costuma ingerir bebidas alcoólicas, faça-o com moderação. Selecione um copo de vinho, por exemplo, e beba-o lentamente.

→ A linhaça é um alimento hiperconcentrado de energia e valor proteico. As proteínas da linhaça, por serem de origem vegetal, apresentam menor demanda de ácido clorídrico para serem digeridas, facilitando a assimilação dos vários nutrientes da massa alimentar e reduzindo a possibilidade de lesões ou inflamações na pele e nas mucosas.

No momento da dieta, o importante é você compreender, conhecer e aplicar os seguintes conceitos: **quando, quanto, o que** e **com quem** comer. Por isso, é essencial manter hábitos saudáveis, o que gerará um saldo positivo no organismo.

→ Alimente-se com calma, prestando atenção no que ingere, mantendo um intervalo de duas a três horas entre as refeições.

Não pule etapas de alimentação nem belisque entre elas, pois a regularidade no fornecimento de alimentos ajuda o organismo a manter um maior equilíbrio físico e emocional, além de fornecer energia para suas atividades físicas.

A partir disso, escolha bem seus alimentos, evitando a monotonia, ingerindo sempre legumes e verduras crus nas refeições principais e de quatro a cinco porções de frutas por dia, pois estas fornecem mais vitaminas, minerais, fibras e enzimas digestivas, as quais contribuem para uma maior saciedade e auxiliam o fígado na eliminação de toxinas do organismo.

→ Mantenha hidratação constante durante e após as atividades físicas e no intervalo das refeições, ingerindo de um a dois litros de água por dia.

Evite a ingestão de líquidos durante as refeições, pois dificulta o processo de digestão e absorção dos alimentos, sendo que, no pós-operatório, o sólido com o líquido, ao serem ingeridos juntos, formam uma pressão no seu estômago, causando muita dor e vômito. Além de tudo isso, a ingestão de líquidos com os alimentos muitas vezes fará você comer mais!

→ Consuma com maior frequência leguminosas como soja, peixes, cereais integrais e frutas oleoginosas, dando preferência a temperos naturais como vinagre balsâmico, limão, cheiro-verde, alho, cebola, ervas aromáticas e azeite de oliva extravirgem.

→ Não consuma doces, balas, chocolates, refrigerantes, frituras, embutidos, queijos, leite e seus derivados e temperos industrializados em geral.

É importante que você realmente **não** consuma esses produtos. Caso sinta vontade de ingerir doces, fique com as opções dos dietéticos e consuma-os como sobremesa, após uma refeição e não isoladamente.

→ Leia atentamente os rótulos dos produtos industrializados para verificar a utilização dos alimentos de maior intolerância e dos produtos químicos presentes.

O ideal seria consumir produtos de cultivo ecológico (orgânico). Caso não seja possível, siga estas orientações:

→ Lave muito bem as frutas e os vegetais, descascando-os e raspando-os.

→ Não mude nem abra exceções em seus hábitos alimentares durante as viagens, consumindo alimentos com os quais você não está acostumado.

→ Sempre conheça as origens dos frutos do mar.

→ Compre alimentos de preferência na sua região.

Não se esqueça:

O tempo dedicado a sua alimentação é o tempo que você investe na sua saúde!

O consumo de líquidos com açúcar pode ocasionar sintomas como: fraqueza, sudorese, palpitações, taquicardia, rubor, dispneia (falta de ar), sonolência, desmaios, vômitos, dores abdominais e diarreia, chamada de Síndrome de Dumping. Esses sintomas ocorrem em geral nas cirurgias disabsortivas.

Parte II
Receitas

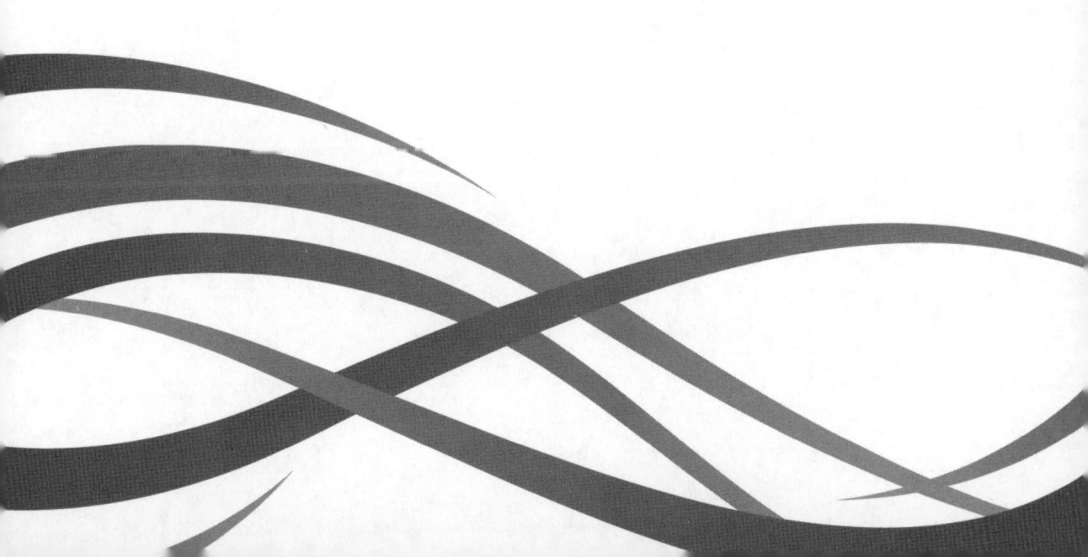

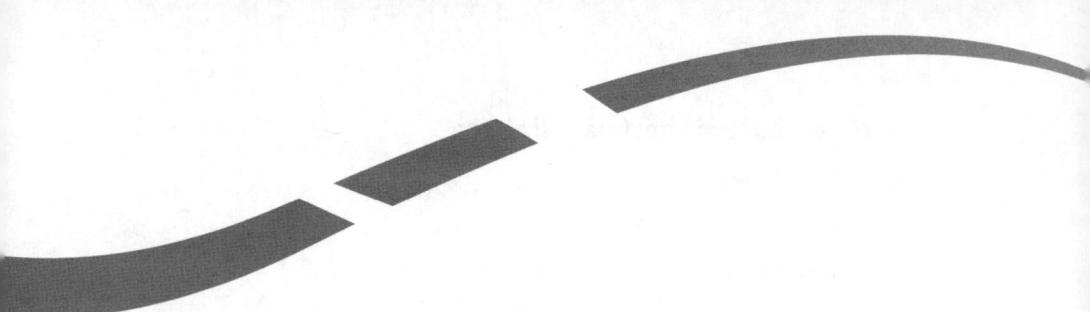

Sucos, refrescos e vitaminas

Vitamina de manga e linhaça
55 calorias por porção

Ingredientes
1 colher (sopa) de semente de linhaça pré-hidratada (na noite anterior) em 1/2 copo de água
1 manga picada
1 colher (chá) de sumo de gengibre ralado
suco de 1 limão

Opção: substitua a manga por mamão formosa ou caqui.

Modo de Preparo
Bata no liquidificador as sementes de linhaça com a água, depois coe. Bata o leite de linhaça obtido com a manga, o sumo de gengibre e o suco de limão, até ficar cremoso.

Tomar no café da manhã ou no lanche da tarde.

Suco de abacaxi, hortelã e linhaça

62 calorias por porção

Ingredientes

1 xícara (chá) de abacaxi picado em cubos
1 colher (sopa) de semente de linhaça
1 xícara (chá) de folhas e talos de hortelã

Modo de Preparo

Bata tudo no liquidificador e sirva imediatamente.

Vitamina de mamão com inhame

132 calorias por porção

Ingredientes

1 inhame médio
1 xícara (chá) de mamão formosa picado
1/2 xícara (chá) de água
suco de 1 limão
1 colher (sobremesa) de semente de linhaça ou de girassol

Modo de Preparo

Bata tudo no liquidificador e sirva imediatamente.

Suco de clorofila e linhaça
99 calorias por porção

Ingredientes
3 maçãs
3 folhas de couve-manteiga (folhas de brócolis ou de couve-flor,
1 xícara de chá de folhas e talos de hortelã)
suco de 1 limão
1 colher (sobremesa) de semente de linhaça

Modo de Preparo
Passe pela centrífuga a maçã e as folhas verdes. Depois transfira a mistura para o liquidificador e bata com a linhaça e o suco de limão.

Observação: Você sabia que pode usar a semente de linhaça para substituir 1 ovo? É só moer 1 xícara (chá) de semente de linhaça no liquidificador com 3 colheres (sopa) de água e guardar o restante no *freezer*. Depois moer a linhaça, transformá-la em farinha e ,misturá--la com água numa tigela pequena. Deixar descansar de 1 a 2 minutos. Acrescentar na receita de panqueca, bolos, massas e pães.

Leite de linhaça
75 calorias por porção

Ingredientes
1 colher (sopa) de semente de linhaça
1 copo de água filtrada

Modo de Preparo

Deixe as sementes de molho na água por toda a noite. Pela manhã, bata-as no liquidificador. O ideal é que o preparo não seja coado. Sirva morno ou com canela.

→ **Opção 1**: Bata com frutas secas, 1 banana ou 1 fatia de mamão formosa. Sirva frio.

→ **Opção 2**: Para reduzir o apetite, pode-se ingerir 1/2 xícara (chá) desse leite puro alguns minutos antes das principais refeições.

Suco de beterraba, espinafre, cenoura e maçã

110 calorias por porção

Ingredientes

1 beterraba
2 cenouras médias
1/2 xícara (chá) de espinafre
1 maçã vermelha sem semente

Modo de Preparo

Passar todos os ingredientes na centrífuga e coar.

Goiaba com laranja-lima

80 calorias por porção

Ingredientes

1 xícara (chá) de água
1 goiaba vermelha picada

suco de 1 laranja-lima
1 colher (sobremesa) de farinha de soja
adoçante

Modo de Preparo
Bata tudo no liquidificador e coe.

Mamão com alface
70 calorias por porção

Ingredientes
2 xícaras de 300ml de água
1 xícara (chá) de mamão formosa picado
2 folhas de alface
1 colher (sobremesa) de farinha de soja
adoçante

Modo de Preparo
Bater tudo no liquidificador e coar.

Couve-manteiga ou espinafre com laranja-lima
130 calorias por porção

Ingredientes
1 copo de suco de laranja-lima
1 xícara (chá) de espinafre ou couve picada
1 colher (sobremesa) de farinha de soja

Modo de Preparo
Passe na centrífuga e coe depois.

Refresco de manga com água de coco
65 calorias por porção

Ingredientes
1/2 manga madura
150 ml de água de coco

Modo de Preparo
Descasque e corte a manga em cubos. Depois bata no liquidificador com a água de coco e coe.

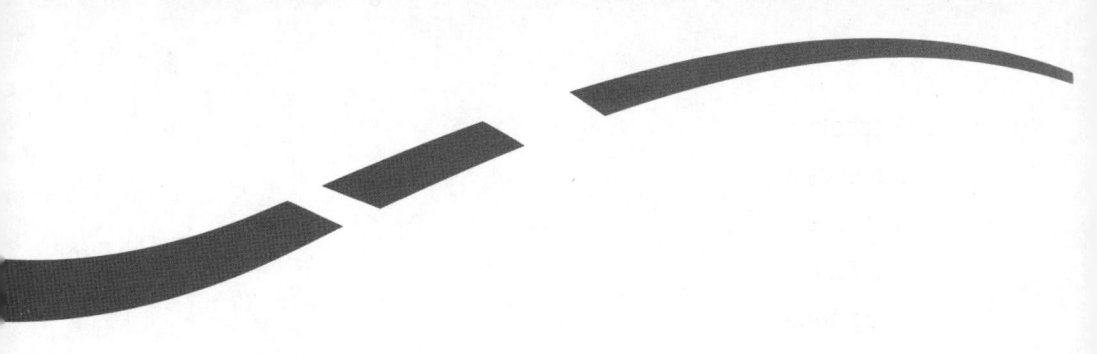

Caldos e sopas

Caldo de carne
93 calorias por porção

Ingredientes
500 g de coxão duro sem gordura
1 cebola inteira
2 dentes de alho
1 talo de salsão
1 tomate
2l de água

Modo de Preparo
Ferva tudo em uma panela de pressão com aproximadamente 2 l de água, por mais ou menos uma hora. Retire a carne e consuma apenas o caldo.

Caldo de frango
141 calorias por porção

Ingredientes
500 g de peito de frango sem pele

1 cebola
2 dentes de alho
1 talo de salsão
1 tomate
2l de água

Modo de Preparo

Ferva tudo em uma panela de pressão com aproximadamente 2 l de água, por mais ou menos uma hora. Retire o frango e consuma apenas o caldo.

Caldo de peixe

123 calorias por porção

Ingredientes

500 g de peixe sem pele e magro (cação, linguado, pescada, tilápia)
1 cebola
2 dentes de alho
1 talo de salsão
1 tomate
1,5l de água

Modo de Preparo

Ferva tudo em uma panela de pressão com aproximadamente 1,5 l de água, por mais ou menos meia hora. Retire o peixe e consuma apenas o caldo.

Caldo de legumes

111 calorias por porção

Ingredientes

500 g de legumes (cenoura, salsão, chuchu, abobrinha)
1 cebola
2 dentes de alho
1 talo de salsão
1 tomate
1,5l de água

Modo de Preparo

Ferva tudo em uma panela de pressão com aproximadamente 1,5 l de água por mais ou menos meia hora. Coe logo após. Consuma apenas o caldo.

Creme de aspargos

157 calorias por porção

Ingredientes

2 colheres (sopa) de margarina *light*
1 cebola
450 g de aspargos
1 xícara (chá) de água
1 xícara (chá) de caldo de legumes caseiro
salsinha para decorar

Modo de Preparo

Em uma panela, junte a margarina, a cebola e refogue. Depois junte os aspargos e refogue mais um pouco. Logo em seguida junte o caldo de legumes caseiro e leve para o liquidificador, não esquecendo de colocar um pouco de sal. Apure um pouco antes de servir. Jogue por cima a salsinha picada para decorar.

Sopa de feijão caipira
125 calorias por porção

Ingredientes
1 1/2 xícara (chá) de feijão cozido
1 1/2 batatas médias descascadas e picadas
1 1/2 colher (sopa) de óleo
1 1/2 dente de alho amassado
1/2 cebola ralada
sal
2 xícaras (chá) de água

Modo de Preparo
Coloque o feijão, as batatas e 2 xícaras (chá) de água numa panela e leve ao fogo. Cozinhe até as batatas ficarem macias. Passe tudo pela peneira e leve de volta ao fogo. À parte, aqueça o óleo e refogue o alho e a cebola. Junte esse tempero à panela com o feijão e tempere com sal a gosto.

Caldo verde
137 calorias por porção

Ingredientes
sal
¼ kg de batata
azeite de oliva
1/2 maço de couve picada fino

Modo de Preparo

Leve uma panela ao fogo com água temperada com sal. Descasque as batatas, lave bem e coloque-as para cozinhar. Regue com um fio de azeite, tampe e deixe no fogo até que a polpa esteja macia. Retire as batatas do caldo do cozimento (reserve-o) e passe-as pelo espremedor. Acrescente esse purê ao caldo reservado e leve de volta ao fogo. Acrescente a couve à panela. Misture bem e cozinhe por alguns minutos.

Sopa de fígado

136 calorias por porção

Ingredientes

150 g de fígado bovino
1/2 colher (sopa) de margarina *light*
1/2 cebola pequena ralada
1 1/2 xícara (chá) de caldo de carne caseiro diluído
sal
¼ xícara (chá) de salsa picada fino

Modo de Preparo

Limpe o fígado e corte em pedacinhos. Aqueça a margarina e frite a cebola apenas até que murche. Acrescente os pedaços de fígado e frite um pouco, sem deixar que escureçam. Junte o caldo de carne caseiro e espere ferver. (Essa preparação pode ser liquidificada nesta etapa.) Tempere com sal e espere aquecer novamente. Junte a salsa picada e tire do fogo. Sirva a sopa em seguida.

Sopa de cebola
221 calorias por porção

Ingredientes
3 colheres (sopa) de margarina *light*
3 cebolas
3 1/2 xícaras (chá) de caldo de carne caseiro
1 colher (sopa) de molho de tomate
175 g de queijo ralado

Modo de Preparo
Coloque a margarina em uma panela, adicione a cebola e mexa. Tampe a panela e deixe a cebola amolecer. Adicione o caldo de carne caseiro e o molho de tomate. Mexa bem. Deixe apurar até engrossar. Bata no liquidificador a sopa e leve à mesa para servir. Para finalizar, coloque o queijo ralado e sirva.

Sopão
88 calorias por porção

Ingredientes

1 cebola média picada
2 dentes de alho socados
1 talo de salsa e 1 de cebolinha
1 unidade de caldo de galinha dissolvido em 1 l de água
6 xícaras (chá) de legumes e verduras cortados (aipo, abóbora, beterraba, tomate, cenoura, abobrinha, couve-flor, espinafre, couve, pimentão)
sal a gosto

Modo de Preparo

Cozinhe 500 ml de caldo, a cebola e o alho. Acrescente os outros ingredientes e o restante do caldo e deixe no fogo até os legumes ficarem macios. Se desejar, bata metade da receita no liquidificador para engrossar.

Sopa de tomate
55 calorias por porção

Ingredientes
1 kg e 100 g de tomate maduro
1 cebola picada
1 talo de salsão picado
2 dentes de alho picado
1/2 folha de louro
¼ de colher (chá) de cravo-da-índia
1 xícara (chá) de caldo de legumes
1 colher (sopa) de molho de tomate
cebolinha verde picada para decorar

Modo de Preparo

Com uma faca afiada, retire a parte superior dos tomates. Pique o restante em pedacinhos. Misture o tomate com os cinco primeiros ingredientes e leve ao fogo para refogar. Depois junte os outros ingredientes e refogue mais um pouco. Elimine a folha de louro e bata a mistura no liquidificador até ficar com uma consistência pastosa. Sirva essa sopa quente ou gelada, com a cebolinha.

Creme de shitake
92 calorias por porção

Ingredientes
1 colher (sopa) de margarina *light*
250 g de cogumelos shitake em fatias
1 cebola picada
1 dente de alho amassado
1 ¼ de caldo de legumes caseiro
sal a gosto

Modo de Preparo
Em uma panela derreta a margarina, doure o alho, junte a cebola e refogue até ficar transparente. Acrescente os cogumelos e cozinhe por mais cinco minutos. Coloque o caldo de legumes caseiro e deixe ferver por cinco minutos. Espere amornar o caldo e depois bata no liquidificador.

Sopa de couve-flor
115 calorias por porção

Ingredientes
2 xícaras (chá) de couve-flor cozida e picada
3 xícaras (chá) de caldo de galinha caseiro
3 colheres (sopa) de manteiga ou margarina light
1 cebola média descascada e picada
2 colheres (sopa) de farinha de trigo
sal a gosto
cubos de pão de centeio ou de pão branco tostados

Modo de Preparo

Coloque a couve-flor no liquidificador, junte um pouco do caldo de galinha caseiro e bata até formar um purê. Derreta numa panela a manteiga ou margarina, junte a cebola e frite até dourar. Adicione a farinha e deixe fritar por uns minutos. Acrescente o purê de couve-flor e o restante do caldo. Deixe levantar fervura e tempere com sal a gosto. Salpique queijo ralado e sirva com pão de centeio ou pão branco tostado.

Saladas

Salada Waldorf *light*
116 calorias por porção

Ingredientes
1 maçã
1 xícara (chá) de talos de salsão
1/3 xícara (chá) nozes picadas
1/3 xícara (chá) de uvas-passas
curry, óleo de oliva e canela

Modo de Preparo
Descasque a maçã, corte-a em cubos e o salsão em pedaços pequenos. Acrescente as nozes picadas e as passas. Finalize temperando.

Salada colorida
80 calorias por porção

Ingredientes
alface roxa
alface verde

tomates cerejas
beterraba
pimentão verde
pimentão vermelho
pimentão amarelo
azeitona chilena
brócolis
1/2 abacaxi (casca para montar)
tempero a gosto

Modo de Preparo

Cortar os pimentões e as alfaces em tiras. Ralar a beterraba e cozinhar os brócolis.

Montagem

Cortar o abacaxi ao meio. Tirar o miolo. Colocar em volta a alface roxa, depois a alface verde e em seguida a beterraba. Enfeitar com os pimentões, os tomates cerejas, as azeitonas e os brócolis. Temperar somente na hora de servir.

Salada de atum

115 calorias por porção

Ingredientes

Salada
1 pepino
1 tomate sem sementes cortado em cubos
1 lata de atum

2 colheres (sopa) de hortelã picada
1 ramo de salsinha

Molho
2 colheres (sopa) de suco de limão
1 colher (sopa) de água
2 colheres (sopa) de azeite de oliva
1 pitada de canela em pó
1 pitada de de pimenta-do-reino
sal a gosto

Modo de Preparo

Salada
Numa tigela, junte o pepino, o tomate, o atum escorrido, a hortelã e a salsinha. Envolva a mistura no molho reservado. Sirva a salada acompanhada de torrada feita com pão sírio.

Molho
Numa tigela misture o suco de limão, a água e o azeite de oliva. Tempere com sal, pimenta-do-reino e canela em pó. Reserve.

Salada variada
171 calorias por porção

Ingredientes

Salada
1 pé de escarola

1 pé de alface-americana
150 g de kani-kama
150 g de champignons em conserva
1 maçã ácida
suco de 1 limão
1 cenoura ralada
1 ramo de salsão cortado em tiras

Molho
Suco de 1 laranja
vinagre balsâmico
requeijão a gosto
azeite
gengibre ralado
sal a gosto

Modo de Preparo

Lave bem as folhas de escarola e de alface. Escolha as mais tenras, seque-as muito bem e corte-as com as mãos em pedaços grandes. Arrume numa saladeira a escarola, a alface, o kani-kama, a cenoura, o salsão e os champignons laminados. Descasque a maçã, fatie-a e regue-a com o suco de limão. Escorra-a e coloque na saladeira. Para o molho, misture o suco de laranja, o vinagre balsâmico, o requeijão, o azeite e o gengibre. Misture bem com um batedor de arame (*fouet*) e tempere a gosto com sal. Despeje sobre os vegetais. Deixe repousar alguns minutos antes de servir.

Tomates recheados

92 calorias por porção

Ingredientes

Salada
6 tomates grandes
200 g de brotos de feijão passados em água fervente
1 cenoura crua ralada
1 xícara (chá) de salsão picado
1 cebola pequena em cubos
1/2 xícara (chá) de presunto em cubos ou de carne moída refogada
cebolinha verde a gosto

Molho
2 colheres (sopa) de azeite de oliva
3 colheres (sopa) de vinagre de vinho
orégano
sal a gosto

Modo de Preparo

Corte a tampa dos tomates retire toda a polpa com uma colher (ela não será utilizada). Escorra os brotos de feijão e coloque-os em um recipiente com a cenoura, o salsão, o presunto, a cebola e a cebolinha. Tempere com sal, azeite, vinagre de vinho e orégano e misture bem. Recheie os tomates e leve-os para gelar.

Couve-flor ao limão cremoso
177 calorias por porção

Ingredientes
1 couve-flor de tamanho médio
2 tomates sem sementes em cubos
1 cebola grande em cubos
1 pimentão em cubos
1/2 xícara (chá) de cebolinha verde picada
suco de 2 limões (coado)
1 xícara (chá) maionese *light*
sal a gosto
1 maço de agrião

Modo de Preparo
Separe a couve-flor em buquês e cozinhe em água fervente e sal. Deixe esfriar. Em um recipiente, coloque os tomates, a cebola, o pimentão e a cebolinha. Tempere com sal e suco de limão e misture bem. Junte a maionese formando um creme e leve para gelar. Sirva a couve-flor com o creme acompanhada de folhas de agrião.

Entrada de chuchu e atum
253 calorias por porção

Ingredientes
2 chuchus médios
caldo de legumes caseiro

Recheio

1 lata de atum em água
1/2 xícara (chá) de azeitonas verdes sem caroços
1/2 xícara (chá) de cebolinha verde picada
3 ovos cozidos picados
2 colheres (sopa) de azeite de oliva
1 xícara (chá) de maionese *light*
sal a gosto

Modo de Preparo

Descasque os chuchus, corte-os ao meio e retire toda parte branca. Coloque-os em uma panela, adicionando o caldo de legumes caseiro. Cozinhe de maneira que fique crocante e deixe esfriar.

Recheio

Em um recipiente, coloque o atum, os ovos cozidos, as azeitonas, a cebolinha e tempere com sal e azeite. Acrescente a maionese light e mexa bem até que a mistura fique homogênea. Depois de frios, retire um pouco da polpa dos chuchus com uma colher e coloque bastante recheio em cada um. Leve para gelar e sirva como entrada.

Antepasto de abobrinhas

146 calorias por porção

Ingredientes

3 abobrinhas italianas cortadas em rodelas grossas
1 cebola em pétalas
1 pimentão vermelho em cubos
2 folhas de louro frescas

2 colheres (sopa) de óleo vegetal
4 colheres (sopa) de azeite de oliva
6 dentes de alho em lâminas
1/2 xícara (chá) de azeitonas pretas inteiras
1/2 xícara (chá) de cheiro-verde picado
1 colher (sopa) de orégano
3 colheres (sopa) de vinagre balsâmico
sal a gosto

Modo de Preparo

Em uma assadeira, coloque as abobrinhas, a cebola, o pimentão e o louro e tempere com sal e óleo vegetal. Asse em forno preaquecido (150°C) apenas para murchar e reserve. Em uma frigideira antiaderente aqueça o azeite e doure o alho. Desligue o fogo e acrescente as azeitonas, o cheiro-verde e o orégano. Mexa bem e misture os legumes assados.

→ Dica: este prato é ideal para ser preparado de um dia para o outro.

Berinjelas ao mediterrâneo
214 calorias por porção

Ingredientes
500 g de berinjelas cortadas em cubos pequenos
10 colheres (sopa) de azeite de oliva para o refogado
2 cebolas picadas
3 dentes de alho picados
5 talos de salsão
2 abobrinhas italianas em rodelas
1 colher (sopa) de orégano

4 tomates sem pele e sem sementes, picados
1/3 xícara (chá) de vinagre balsâmico
1/2 xícara (chá) de azeitonas pretas sem caroços, picadas
1/2 xícara de chá de azeitonas verdes sem caroços, picadas
2 colheres (sopa) de alcaparras escorridas
sal a gosto

Modo de Preparo

Acomode as berinjelas em um escorredor, tempere com sal e deixe-as descansar por trinta minutos. Em seguida, enxágue bem, escorra e seque-as com papel toalha. Em uma frigideira grande, aqueça (em fogo alto) metade do azeite e frite as berinjelas até dourar. Coloque-as sobre papel toalha para escorrer e reserve. Na mesma frigideira, aqueça o restante do azeite e refogue as cebolas e o alho. Junte o salsão, a abobrinha e o orégano e cozinhe por cinco minutos. Acrescente os tomates e o vinagre balsâmico e deixe cozinhar por mais dez minutos, mexendo sempre. Transfira para uma saladeira, deixe esfriar e misture as berinjelas, as azeitonas, as alcaparras e tempere com sal.

Salada crocante
153 calorias por porção

Ingredientes
2 tomates em fatias
1/2 maço de agrião (somente as folhas)
1/2 pé de alface-americana
1 xícara (chá) de queijo *tofu light* em cubos
2 xícaras (chá) de *croûtons*

Molho

2 colheres (sopa) de vinagre balsâmico
1 colher (sopa) de azeite de oliva
1 dente de alho amassado
sal a gosto

Modo de Preparo

Forre um prato grande com as folhas de agrião e as de alface por cima. Espalhe as fatias de tomate e os *croûtons*.

Molho

Misture todos os ingredientes e coloque em uma molheira. Sirva a salada com o molho à parte.

→ Dica: *croûton* é uma palavra francesa e designa pequenos cubos de pão torrado.

Salada de melão com hortelã
117 calorias por porção

Ingredientes

Salada
1 melão amarelo cortado em bolinhas
1 melão orange cortado em bolinhas
1 maço de agrião (somente as folhas)
10 tomates cerejas
1 xícara (chá) de peito de peru em cubinhos

Molho

2 colheres (sopa) de azeite de oliva
2 colheres (sopa) de vinagre de maçã
1/2 xícara (chá) de folhas de hortelã picadas
sal a gosto

Modo de Preparo

Em uma saladeira, arrume todos os ingredientes da salada de forma decorativa. Sirva com o molho à parte.

Molho
Misture todos os ingredientes e sirva em uma molheira.

→Dica: a combinação do sabor refrescante do agrião e do perfume e do sabor adocicado da hortelã conferem a este prato um sabor incrível! (não congelar)

Salada de pimentões e ervas
121 calorias por porção

Ingredientes

Salada
2 pimentões verdes
2 pimentões vermelhos
1 cebola pequena em rodelas
15 azeitonas pretas
1 colher (sopa) de manjericão fresco picado
1 colher (sopa) de hortelã fresca picada

Molho

4 colheres (sopa) de azeite de oliva
2 colheres (sopa) de vinagre de vinho
1 dente de alho picado
1 colher (chá) de orégano
sal a gosto

Modo de Preparo

Lave e seque os pimentões e disponha-os em uma grelha aquecida, virando de vez em quando até que a pele fique tostada. Coloque os pimentões em um saco plástico, feche bem e deixe repousar por dez minutos. Em seguida, retire toda a pele e despreze-a. Divida os pimentões ao meio, retire as sementes e corte-os em tiras. Coloque as tiras em uma travessa funda e junte as cebolas e as azeitonas.

Molho

Misture bem todos os ingredientes do molho usando um batedor de arame (*fouet*). Despeje o molho sobre a salada e salpique com o manjericão e a hortelã.

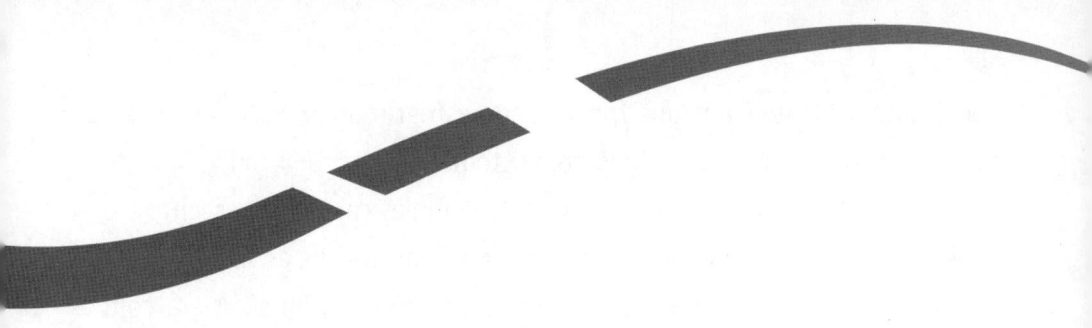

Entrada de legumes e verduras

Tomates recheados à piamontesa
170 calorias por porção

Ingredientes
6 tomates
3 xícaras (chá) de caldo de legumes caseiro
1 cebola grande ralada
1 xícara (chá) de arroz integral
100 g de *tofu*
1 clara
2 colheres (sopa) de salsinha picada
2 colheres (sopa) de gérmen de trigo
3 colheres (sopa) de farinha de rosca
óleo vegetal para untar
folhas de alface para decorar
sal a gosto

Modo de Preparo
Faça um corte em cruz nos tomates e mergulhe-os em água fervente por alguns segundos. Retire-os com auxílio de uma escumadeira e passe-os

para um recipiente com água fria. Quando esfriar retire a pele com cuidado. Corte a tampa e retire com uma colher toda semente, deixando somente a polpa. Em uma panela, aqueça o caldo de legumes caseiro, acrescente a cebola e o arroz e cozinhe normalmente. Depois de cozido, acrescente o *tofu* ralado, tempere com sal a gosto e recheie os tomates. Bata a clara com a salsinha e pincele sobre o recheio. Polvilhe a farinha de rosca misturada com o gérmen de trigo. Unte uma assadeira com um fio de óleo vegetal, acomode os tomates e leve-os ao forno preaquecido (180° C) até dourar. Decore com folhas de alface e sirva.

Vagens aceboladas
95 calorias por porção

Ingredientes
300 g de vagens cortadas em pedaços pequenos
1 cebola grande cortada em anéis
1/2 pimentão vermelho picado
1/2 xícara (chá) de cheiro-verde picado
3 colheres (sopa) de azeite de oliva
2 colheres (sopa) de vinagre de vinho
sal a gosto

Modo de Preparo
Em uma travessa, acomode as vagens e espalhe os anéis de cebola, o cheiro-verde e o pimentão. Tempere com sal, azeite e vinagre.

→ Dica: vagens aceboladas são ótimas para acompanhar filé grelhado. (não congelar)

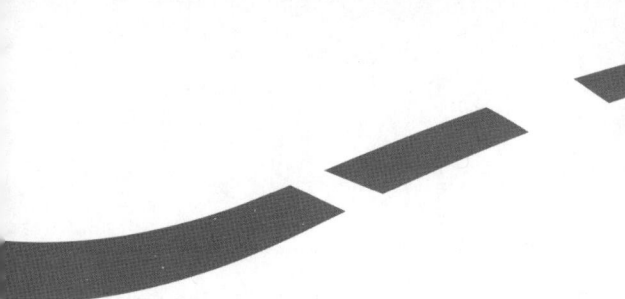

Patês

Pasta de espinafre
20 calorias por colher de sopa

Ingredientes
1 abacate descascado e sem caroço
suco de 1/2 limão
1 copo de grão-de-bico escorrido
200 g de espinafre fresco
2 colheres (sopa) de azeite

Modo de Preparo
Processe o suco de limão e o grão-de-bico até obter uma mistura homogênea. Cozinhe o espinafre no vapor por um a dois minutos até começar a murchar. Retire do fogo e deixe esfriar um pouco. Escorra em seguida e esprema o espinafre para retirar o líquido em excesso. Junte o espinafre com o abacate e o grão-de-bico e processe por alguns segundos. Transfira para uma tigela, misture com o azeite e sirva a pasta gelada.

Patê de legumes
25 calorias por colher de sopa

Ingredientes
2 xícaras (chá) de um legume (abobrinha, cenoura, berinjela, vagem etc.)
1/2 xícara (chá) de cebola picada
2 dentes de alho amassados
1/2 xícara (chá) de cheiro-verde picado
1 colher (sopa) de óleo
sal e azeite a gosto

Modo de Preparo
Cozinhe o legume que você tiver escolhido com pouco sal e pouca água, ou no vapor. Refogue os temperos. Bata tudo no liquidificador e tempere a gosto com sal e azeite.

Patê de cenoura
20 calorias por colher de sopa

Ingredientes
1 cenoura
1/2 batata
azeite extravirgem
sal e ervas a gosto

Modo de Preparo
Cozinhar os legumes com um pouco de água e sal.

Depois de cozidos, bater no liquidificador e temperar com azeite de oliva extravirgem, sal e ervas a gosto.

Homus
91 calorias por porção

Ingredientes
500 g de grão-de-bico
suco de 4 limões
2 colheres (sopa) rasas de sal
6 dentes de alho amassados
200 g de pasta de gergelim (*tahine*)

Modo de Preparo
Deixe de molho o grão-de-bico por quatro horas. Descasque e coloque para cozinhar por quarenta minutos. Escorra e reserve a água do cozimento.

Bata no liquidificador o grão-de-bico, o suco de limão, o alho e a água do cozimento na quantidade necessária até formar uma consistência de purê. Em seguida, adicione a pasta de gergelim e bata mais um pouco, juntamente com o sal.

Sirva com salsinha, azeite e pão ou torrada diet.

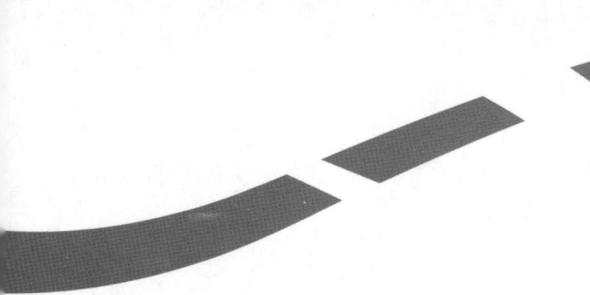

Purês

Purê de espinafre
243 calorias por porção

Ingredientes
1 maço de espinafre
1 colher (sopa) de margarina diet
1 colher (sopa) de amido de milho
sal a gosto

Modo de Preparo
Lave um pouco do espinafre e coloque na panela de pressão sem água, para conservar os nutrientes. Quando a pressão avisar, deixar alguns segundos e desligue. Bata no liquidificador e em seguida coloque em uma panela com uma colher de margarina diet. Refogue o espinafre e coloque uma colher de amido de milho com água, para fazer o purê. Adicione sal com moderação.

Purê de abobrinha
49 calorias por porção

Ingredientes
1 abobrinha
1/2 cebola pequena e ralada
1/2 colher (sopa) de sopa de margarina *light*
sal a gosto

Modo de Preparo
Cozinhe a abobrinha com sal e depois liquidifique, deixando-a com uma consistência pastosa. Em uma panela à parte, refogue a cebola e junte a preparação. Deixe com uma consistência de purê.

Creme de chuchu
94 calorias por porção

Ingredientes
1/2 chuchu
1 colher (chá) de óleo
1/2 cebola ralada
salsinha
sal a gosto

Modo de Preparo
Cozinhe o chuchu com sal. Liquidifique até ficar com uma consistência pastosa. Depois, refogue a cebola no óleo juntamente com a preparação. Por último, picar salsinha e jogar por cima.

Purê de carne

87 calorias por porção

Ingredientes

1 kg de lagarto
sal e alho a gosto
1/2 xícara (chá) de azeite
1 kg de cebola em fatias finas
200 g de azeitonas sem caroços picadas
3 cenouras raladas
1 xícara (chá) de salsinha e cebolinha
orégano para polvilhar
sal a gosto

Modo de Preparo

Retire toda a gordura do lagarto. Em seguida, coloque-o em uma panela de pressão, cubra-o com água, adicione sal e alho e cozinhe-o por cinquenta minutos. Retire a carne e deixe esfriar. Leve à geladeira por aproximadamente uma hora. Reserve o caldo. A este caldo acrescente o azeite, as cebolas e leve ao fogo até ferver. Apague o fogo. Junte o restante dos ingredientes, exceto o orégano e mexa bem. Desfie o lagarto e bata no liquidificador com o molho dele. Depois leve à panela para secar um pouco.

Observação: este purê também pode ser feito com frango ou peixe.

Creme de abóbora com frango ou carne desfiado
242 calorias por porção

Ingredientes
1 abóbora pequena descascada, picada e sem semente
3 dentes de alho
400 g de peito de frango cozido e desfiado ou coxão duro cozido e desfiado
3 colheres (sobremesa) de cheiro-verde
1 l de caldo de galinha ou carne caseiro
1 cebola picada
1 colher (sobremesa) de óleo de canola
sal a gosto

Modo de Preparo
Refogue a cebola com o alho. Acrescente a abóbora picada e cozinhe com água e o caldo de galinha ou carne caseiro. Depois de cozida a abóbora, bata no liquidificador. Volte ao fogo e acrescente o cheiro-verde e o frango ou o coxão duro desfiado.

Purê de abóbora com batata
213 calorias por porção

Ingredientes
1 colher (sopa) de maragarina *light*
100 ml de leite
2 batatas pequenas
1 pedaço pequeno de abóbora
1/2 cebola pequena ralada
salsinha
sal a gosto

Modo de Preparo

Cozinhe a batata e a abóbora separadamente. Escorra e passe-as pelo processador até obter uma consistência de purê. Leve ao fogo em uma panela já com a margarina e a cebola, refogue e acrescente o leite até conseguir uma consistência de purê.

Purê de ervilha-torta

70 calorias por porção

Ingredientes
1 punhado de ervilha-torta
1 cebola ralada
1/2 colher (sopa) de margarina *light*
sal a gosto

Modo de Preparo

Cozinhe a ervilha-torta com água e sal. Depois passe no liquidificador e coe, deixando sempre com uma consistência pastosa. Refogue em uma panela à parte a cebola e a margarina com o purê.

Acompanhamentos e guarnições

Suflê de vegetais (couve-flor, cenoura ou espinafre)
150 calorias por porção

Ingredientes
3 ovos (separadas as claras das gemas)
1 1/2 copo de leite desnatado
2 colheres (sopa) de farinha de trigo
2 colheres (sopa) de margarina *light*
Vegetais à vontade (chuchu, vagem, cenoura,batata, repolho, ervilha, milho-verde, couve flor etc)
Sal a gosto

Modo de preparo
Misturar o leite, a farinha de trigo, a margarina e as gemas, levando ao fogo até ficar com a consistência de um creme.
Acrescentar a esse creme os legumes de sua escolha, que já deverão estar cozidos (no vapor) e escorridos.
Acrescentar as claras (batidas e em neve).
Colocar em uma forma untada com margarina e farinha de trigo.
Levar ao forno até ficar dourado e servir na sequência.

Berinjela de forno em camadas
181 calorias por porção

Ingredientes
3 berinjelas grandes
3 tomates maduros em fatias
2 cebolas em fatias
2 dentes de alho picados
2 ovos inteiros
150 g de *tofu* (queijo de soja) em cubos
1 colher (sopa) de orégano
1/2 xícara (chá) de salsinha e cebolinha picadas
sal a gosto

Modo de Preparo
Lave muito bem as berinjelas. Em um refratário, faça camadas com fatias finas de berinjela cortadas no sentido do comprimento, tomates, cebolas, alho e *tofu*. Tempere com sal, orégano e salsinha. Faça mais camadas, até terminar todos os ingredientes. Por último, bata os ovos e derrame-os sobre as camadas. Leve ao forno preáquecido a 150° C por aproximadamente trinta minutos.

Abóbora recheada
130 calorias por porção

Ingredientes
4 abóboras pequenas
óleo vegetal
sal a gosto

Recheio
4 colheres (sopa) de caldo de legumes caseiro
1/2 pimentão vermelho picado
4 cebolinhas verdes picadas
4 tomates sem pele e sem semente
1 colher (sopa) de ervas frescas (orégano, salsinha, manjericão)
1 xícara (chá) de purê de abóboras
100 g de ervilhas verdes em conserva
100 g de milho-verde em conserva
100 g de *tofu* (queijo de soja) ralado
sal a gosto

Modo de Preparo

Corte a tampa das abóboras e coloque-as em uma assadeira. Salgue e cubra com um fio de óleo vegetal, depois cubra com papel-alumínio. Cozinhe em forno médio (180 °C) até que a polpa esteja tenra.

Deixe esfriar e, com ajuda de uma colher, retire as sementes e os filamentos. Coloque o caldo de legumes caseiro em uma panela, junte o pimentão, as cebolinhas verdes, os tomates e as ervas. Tampe e cozinhe em fogo médio durante dez minutos aproximadamente. Retire e misture o purê de abóboras, as ervilhas, o milho-verde, coloque o *tofu* ralado e tempere com sal a gosto. Recheie as abóboras e leve para gratinar em forno alto (220°C) por dez minutos aproximadamente.

Arroz com pimentões
124 calorias por porção

Ingredientes
2 xícaras (chá) de arroz cozido *al dente*

2 colheres (sopa) de óleo de canola
1 dente de alho em fatias
1 cebola pequena e picada
5 tomates sem pele, picados
2 pimentões amarelos sem pele e sem sementes cortados em tiras
sal a gosto

Tempero para os pimentões
1 dente de alho picado
1 colher (chá) de óleo de canola
1/2 xícara (chá) de manjericão picado
sal a gosto

Modo de Preparo
Em uma frigideira grande, aqueça o óleo. Adicione o alho e a cebola. Quando começar a dourar, adicione os tomates e tempere com o sal. Cozinhe por dez minutos.

Tempere os pimentões com alho, sal, óleo e adicione-os ao molho de tomate bem quente. Em seguida, coloque a mistura em um recipiente fundo e junte o arroz. Salpique manjericão picado.

Berinjelas à italiana
170 calorias por porção

Ingredientes
4 berinjelas
120 g de *tofu light* (queijo de soja)
10 folhas de manjericão
1 dente de alho picado

4 tomates sem pele cortados em rodelas
óleo vegetal
folhas de manjericão fresco para decorar
sal e pimenta a gosto

Modo de Preparo

Lave as berinjelas e corte-as em forma de leque sem separá-las da base. Salpique sal e deixe repousar em um coador durante vinte minutos. Corte o tofu em fatias finas, tempere com sal e polvilhe com o manjericão e o alho picado.

Lave e seque bem as berinjelas. Coloque-as em uma assadeira, regue com óleo vegetal e salgue a gosto.

Leve ao forno médio (180° C) para assar durante dez minutos aproximadamente. Retire do forno e coloque entre cada fatia de berinjela uma rodela de queijo e uma de tomate. Tempere com pimenta e aqueça em forno médio por aproximadamente dez minutos, ou até que o queijo derreta. Decore com folhas de manjericão fresco e sirva.

Cebolas recheadas
113 calorias por porção

Ingredientes

4 cebolas grandes
2 colheres (sopa) de margarina *light*
1 talo de salsão picadinho
1 dente de alho amassado
2 folhas de sálvia picadinha
4 colheres (sopa) de farinha de rosca
1 colher (sopa) de queijo parmesão ralado

1 colher (sopa) de óleo de canola
sal a gosto

Modo de Preparo

Descasque as cebolas e coloque-as em uma panela com água fervente e sal. Deixe cozinhar por cerca de cinco minutos e escorra bem.

Corte uma tampa de cada cebola (em sentido horizontal) e retire um pouco da polpa central, deixando uma borda de aproximadamente 2 cm. Pique a polpa das cebolas e coloque-a em uma panela com 1 colher (sopa) de margarina *light*; junte o salsão, o alho e a sálvia. Deixe refogar bem e, em seguida, adicione a farinha de rosca, mexendo muito bem. Desligue o fogo, acrescente o queijo ralado e tempere com sal a gosto. Recheie todas as cebolas e disponha-as em refratário untado com um fio de óleo de canola. Divida a outra colher de margarina *light* em quatro e coloque uma porção em cada cebola. Asse em forno preaquecido (200°C) até dourar. Sirva com arroz branco e salada de folhas.

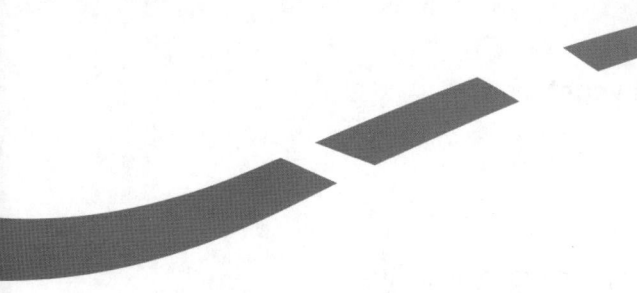

Peixes

Atum fresco com couve no vapor e molho de alcaparras
233 calorias por porção

Ingredientes
150 g de filé de atum com sal
150 g de couve-manteiga
1 abacate
sal a gosto

Molho
3 colheres (sopa) de alcaparras
2 a 3 colheres (sopa) de salsa fresca
suco de 1 limão
1 colher (sopa) de azeite
3 colheres (sopa) de água quente

Modo de Preparo
Grelhe o atum por três minutos de cada lado. Cozinhe a couve no vapor. Amasse o abacate com um pouco de suco de limão e sal. Faça o molho misturando os seus ingredientes. Disponha o abacate em uma travessa e arrume a couve ao seu redor. Coloque o atum sobre o abacate e regue com um pouco do molho.

Peixe grelhado com vegetais

220 calorias por porção

Ingredientes

1 filé de garoupa, robalo, namorado ou linguado
sal
1 dente de alho em fatias finas
azeite de oliva
400g de legumes variados
5 vagens
1 batata pequena
1 cenoura pequena
ervas frescas

Modo de Preparo

Tempere o peixe com sal e alho e grelhe em azeite de oliva. Em azeite quente, refogue os legumes variados e tempere com alho, ervas frescas e sal. Cozinhe as batatas com casca em água com sal. Sirva o peixe grelhado sobre os legumes refogados.

Merluza ao forno

163 calorias por porção

Ingredientes

1 merluza inteira já limpa
5 cenouras descascadas e cortadas em rodelas
3 talos de aipo cortados em pedaços pequenos
1 cebola cortada em fatias
2 batatas descascadas e cortadas em rodelas
250 ml de caldo de legumes caseiro

3 dentes de alho picados
1/2 xícara (chá) de molho de tomate
1 maço de salsinha
rodelas de limão a gosto
sal a gosto

Modo de Preparo

Em uma panela coloque o caldo de legumes. Cozinhe por aproximadamente vinte minutos. Acomode a merluza em uma assadeira antiaderente, e sobre ela os legumes, sem o caldo. Misture o purê de tomates com o caldo reservado do cozimento dos legumes, o alho e tempere com o sal. Cozinhe até ferver, e só então derrame esse molho sobre a merluza. Leve ao forno em temperatura moderada por 35 minutos aproximadamente. Sirva com rodelas de limão e folhas de salsinha.

Salmão embrulhado

179 calorias por porção

Ingredientes

1 kg de salmão dividido em 8 pedaços
2 cebolas médias picadas
10 folhas de alfavaca picada
2 dentes de alho picados
1 pimentão vermelho cortado em cubos
50 g de arroz cozido
1 colher (café) de gengibre em pó
1 colher (sopa) de salsinha picada
1 colher (café) de *curry* em pó

4 colheres (sopa) de molho de soja
sal a gosto

Modo de Preparo

Retire a pele do salmão. Corte o peixe em pedaços de aproximadamente 4 cm. Processe a salsinha, o alho e o arroz. Tempere o salmão com gengibre, *curry*, molho de soja e sal e deixe-o marinar durante duas horas.

Corte folhas de papel-alumínio de 25 cm por 25 cm e distribua uma porção em cada folha. Salpique a cebola e a alfavaca. Feche bem cada porção com outra folha de papel-alumínio. Leve ao forno de 180° C em uma assadeira antiaderente, por aproximadamente vinte minutos. Retire do fogo e sirva com o arroz e os legumes cozidos ao vapor.

Peixe ocidental

Calorias por porção: 187

Ingredientes

100 g de filé de peixe em cubos
1/2 pimentão em cubos
1/4 de cebola pequena em cubos
1 colher (sopa) de molho de soja
sal e pimenta a gosto

Modo de Preparo

Refogue a cebola e o pimentão em uma panela antiaderente. Junte o peixe temperado com sal, pimenta e molho de soja. Abafe e deixe cozinhar o peixe. Sirva quente.

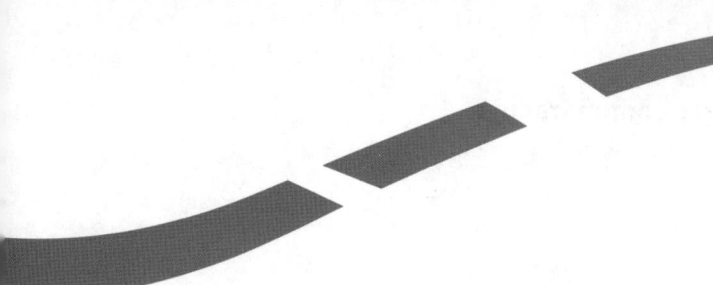

Doces

Granola sem glúten
81 calorias por porção

Ingredientes
2 xícaras (chá) de arroz
1/2 xícara de uvas-passas
1/2 xícara de maçã seca em cubos
1/2 xícara de mel
1/2 xícara de gergelim
1/2 xícara de coco ralado
1/2 xícara de nozes picadas
1/2 xícara de castanha-do-pará
1/2 xícara de linhaça dourada

Modo de Preparo
Misture todos os ingredientes (menos a linhaça) em uma forma e leve ao forno médio por dez minutos. Acrescente a linhaça e deixe esfriar.

Creme de manga com maracujá

127 calorias por porção

Ingredientes

2 maracujás
2 mangas maduras

Modo de Preparo

Descasque as mangas e corte-as em pedaços. Coloque no liquidificador com a polpa dos maracujás passada pela peneira. Bata até obter um creme homogêneo. Leve à geladeira por duas horas ou até o momento de servir. Sirva em taças com pedaços de manga com casca para decorar. Se preferir, adicione um pouco de adoçante culinário.

Figo com nozes

81 calorias por porção

Ingredientes

1/2 xícara (chá) de suco de laranja
3 colheres (sopa) de suco de limão
2 caixas de figos frescos cortados em rodelas
10 nozes picadas grosseiramente
2 colheres (sopa) de coco ralado sem açúcar
adoçante dietético a gosto

Modo de Preparo

Em um recipiente misture o suco de laranja, o suco de limão e o adoçante. Regue os figos com o suco de frutas e leve à geladeira por trinta minutos. Disponha os figos em taças de vidro. Regue-os com o suco em que ficaram de molho e salpique com as nozes e o coco. Sirva gelado.

Bem-casados
47 calorias por porção

Ingredientes
100 g de margarina *light*
1/2 xícara (chá) de adoçante dietético em pó (próprio para forno e fogão)
1 gema
1/2 xícara (chá) de amido de milho
1 colher (chá) de baunilha
1 xícara (chá) de farinha de trigo
1 pitada de sal
doce de leite diet ou geleia diet para o recheio

Modo de Preparo
Bata na batedeira a margarina, o adoçante e a gema. Junte o amido de milho, a baunilha, o sal e continue batendo por dez minutos ou até a massa ficar homogênea. Retire essa mistura da batedeira e junte a farinha de trigo aos poucos, amassando até que se solte das mãos.

Envolva a massa em um filme plástico e leve à geladeira por trinta minutos. Retire da geladeira, abra a massa entre dois plásticos e corte com um cortador redondo ou do formato desejado.

Coloque os biscoitinhos em uma assadeira sem untar e leve ao forno preaquecido (180°C) por dez a quinze minutos ou até que comecem a dourar no lado de baixo. Não deixe que dourem a parte de cima.

Deixe esfriar, retire da assadeira com a ajuda de uma espátula e recheie-os dois a dois, com doce de leite ou geleia. É possível congelar os bem casados por três meses. O descongelamento pode ser feito em temperatura ambiente.

Salgados e petiscos

Biscoito de forminha
28 calorias por porção

Ingredientes
1 xícara (chá) de polvilho azedo
3 ovos
1/2 xícara (chá) de óleo
1 pitada de sal

Modo de Preparo
Bata todos os ingredientes no liquidificador. Unte forminhas de empada pequena, coloque 1 colher (sopa) de massa em cada uma delas e leve para assar em forno quente.

Pizza de liquidificador
292 calorias por porçao

Ingredientes
3 ovos
1 xícara (chá) de água
1/2 xícara (chá) de óleo

1 xícara (chá) de creme de arroz industrializado
1 colher (sopa) de amido de milho
1 colher (sopa) rasa de sal
1 colher (sopa) de fermento em pó

Modo de Preparo

Bata tudo no liquidificador. O resultado será uma massa bem líquida. Divida-a para duas pizzas. Unte e polvilhe uma forma. O recheio (ou cobertura) deve ser colocado por cima da massa mole.

Esta pizza de liquidificador fica parecendo uma torta. A massa também pode ser recheada com um refogado de palmito, tomate, ervilhas, atum etc.

Pão de batata

92 calorias por porção

Ingredientes

4 xícaras (chá) de batata média cozida e espremida como purê
2 xícaras (chá) de polvilho azedo
2 xícaras (chá) de polvilho doce
2 ovos
sal, orégano e manjericão
1/2 xícara de água
1/2 xícara de óleo

Modo de Preparo

Misture em uma tigela as batatas, o polvilho azedo e o doce, os ovos, o sal, o orégano e reserve. A seguir, numa panela, aqueça a água lentamente (para homogeneizar a massa) e o óleo e, antes de ferver, acrescente a massa que ficou reservada na tigela. Misture bem até que ela fique homogênea. Retire, deixe esfriar um pouco. Faça bolinhas. Coloque em uma forma untada com margarina *light* e leve ao forno até os pães ficarem no ponto.

Quiches

Quiche de frango
185 calorias por porção

Ingredientes

Massa
500 g de farinha de trigo
200 g de margarina *light* gelada
2 colheres (sopa) de queijo ralado
1 colher (sopa) de fermento
2 ovos
2 colheres (sopa) de iogurte desnatado natural
1 copo de água gelada
sal a gosto

Recheio
1 kg de frango cozido e desfiado (ou bacalhau, ou camarão, ou palmito ou alho-poró)
1/2 cebola pequena
1 cabeça de alho
2 tomates

1 ramo de cheiro-verde
1 colher (chá de colorau
1/2 lata de milho-verde sem água
1 colher (sopa) de óleo de canola

Cobertura
2 ovos
1 copo de requeijão
1 copo de creme de leite ou creme de leite de soja
1/2 lata de milho-verde com água
1 xícara (chá) de queijo ralado

Modo de Preparo

Massa
Coloque todos os ingredientes no processador e bata até obter uma farofa. Acrescente 2 ovos e 2 colheres (sopa) de iogurte. Bater novamente até obter uma massa consistente. Coloque 1/4 (xícara) de água gelada aos poucos para homogeinizar a massa. Deixe a massa descansar enquanto prepara o recheio.

Recheio
Cozinhe o frango, desfie e reserve. Coloque o óleo de canola numa panela e refogue a cebola e o alho. Acrescente tomate, colorau e deixe refogar um pouco. Coloque o frango e o milho na panela, espere refogar um pouco e reserve.

Cobertura
Bata os ingredientes no liquidificador. Depois, pegue metade da cobertura e coloque no recheio sem levar ao fogo. Reserve a outra metade.

Montagem

Pegue as forminhas para quiches e unte-as levemente. Em seguida, coloque a massa com cuidado, pois ela é frágil. Coloque o recheio, 1 colher (sopa) de cobertura e salpique queijo ralado a gosto. Deixe no forno por aproximadamente quarenta minutos.

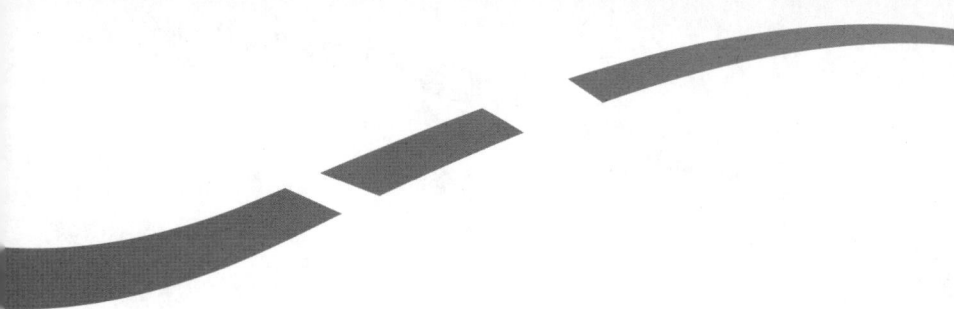

Referências bibliográficas

CARPER, Jean. *Alimentos, o melhor remédio para a boa saúde*. São Paulo: Melhoramentos, 1996.

CIVITA, Victor. *Almoço e jantar*. São Paulo: Abril, 1985.

BALCH, James F.; BALCH, Phyllis A. *Receitas para a cura através de nutrientes*. Rio de Janeiro: Campus, 1996.

ZILBERSTEIN, Bruno; CARREIRO, Denise Madi. *Mitos & Realidades sobre Obesidade e Cirurgia Bariátrica*. São Paulo: Referência, 2004.

DEITEL, Mervyn; JR, George S.M. Cowan. Surgery for the Morbidly Obese Patient . Toronto: FD – Communications Inc, 2000.

LÓPEZ, Carlos Ballesta. *El ABC en Cirugía da la Obesidad*. Barcelona: Centro Laparoscopico de Barcelona, 2005.

MANCINI, Marcio C.; GELONEZE, Bruno; SALLES, João Eduardo Nunes; LIMA, Josivan; CARRA, Mario Kehdi. *Tratado de Obesidade*.

Rio de Janeiro: Guanabara Koogan, 2010.

SALLET, Jose Afonso. *The Intragastric Balloon*: Endoluminal Therapy for the treatment of Obesity and Metabolic Disease. Americana: Via Palavra, 2009.

Índice de receitas

Abóbora recheada 88
Antepasto de abobrinhas 69
Arroz com pimentões 89
Atum fresco com couve no vapor e molho de alcaparras 93
Bem-casados 99
Berinjela de forno em camadas 88
Berinjelas ao mediterrâneo 70
Berinjelas à italiana 90
Biscoito de forminha 101
Caldo de carne 53
Caldo de frango 53
Caldo de legumes 54
Caldo de peixe 54
Caldo verde 56
Cebolas recheadas 91
Couve-manteiga ou espinafre com laranja-lima 51
Creme de abóbora com frango ou carne desfiado 84
Creme de aspargos 55
Creme de chuchu 82
Creme de manga com maracujá 98
Creme de shitake 60
Entrada de chuchu e atum 68
Figo com nozes 98
Goiaba com laranja-lima 50

Granola sem glúten 97
Homus 79
Leite de linhaça 49
Mamão com alface 51
Merluza ao forno 94
Pasta de espinafre 77
Patê de cenoura 78
Patê de legumes 78
Peixe grelhado com vegetais 94
Peixe ocidental 96
Pizza de liquidificador 101
Purê de abobrinha 82
Purê de abóbora com batata 84
Purê de carne 83
Purê de ervilha-torta 85
Purê de espinafre 81
Pão de batata 102
Quiche de frango 103
Refresco de manga com água de coco 52
Salada colorida 63
Salada crocante 71
Salada de atum 64
Salada de melão com hortelã 72
Salada de pimentões e ervas 73
Salada variada 65
Salada Waldorf light 63
Salmão embrulhado 95
Sopa de cebola 58
Sopa de couve-flor 60
Sopa de feijão caipira 56
Sopa de fígado 57
Sopa de tomate 59
Sopão 58
Suco de abacaxi, hortelã e linhaça 48

Suco de beterraba, espinafre, cenoura e maçã 50
Suco de clorofila e linhaça 49
Suflê de vegetais (couve-flor, cenoura ou espinafre) 87
Tomates recheados 67
Tomates recheados à piamontesa 75
Vagens aceboladas 76
Vitamina de mamão com inhame 48
Vitamina de manga e linhaça 47

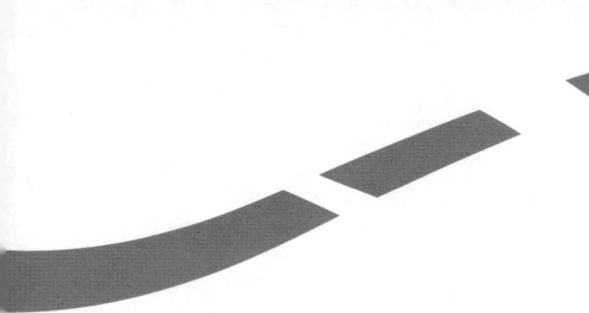

Sobre os autores

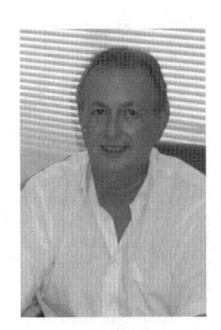

Prof. Dr. Bruno Zilberstein – Professor livre-docente de Cirurgia do Aparelho Digestivo pela Faculdade de Medicina da Universidade de São Paulo (FMUSP). Diretor do Serviço de Cirurgia do Estômago e Intestino Delgado do Hospital das Clínicas da FMUSP. Professor Honoris-Causa da Universidade Federal de Goiás.

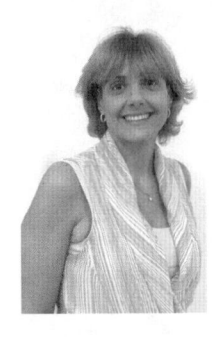

Cibele Regina Fornari Zalli – Nutricionista formada pela Universidade de Mogi das Cruzes (UMC) em 1991. Especialista em obesidade pela UMC. Nutricionista do grupo de Cirurgia da Obesidade do Instituto Zilberstein de São Paulo. Trabalha com pré e pós-operatório em Cirurgia Bariátrica.

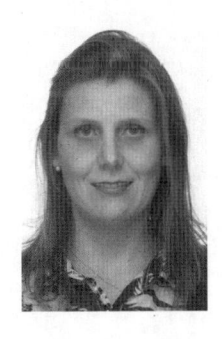

Fabíolla Andrea Machado – Nutricionista formada em 1999 pela Universidade São Judas Tadeu (USJT), com especialização em Nutrição Clínica pelo Centro Universitário São Camilo. Formação em Suplementação Nutricional pela Universidade Cruzeiro do Sul (Unicsul), com especialização em Ortomolecular. Trabalha na área de Cirurgia Bariátrica.

GRÁFICA PAYM
Tel. (11) 4392-3344
paym@terra.com.br